感染症と民衆

明治日本のコレラ体験

奥武則
OKU TAKENORI

HEIBONSHA

感染症と民衆●目次

はじめに――コレラは遠く……

二〇二〇年春以降、私たちはパンデミック（世界的大流行）となった新型コロナウイルスによる感染症に直面している。だが、本書の主題は、コロナではなく、コレラである。なぜ、いまコレラなのか。

インターネットで多くの情報に接することができる現代、人々は新型コロナウイルスについて、さまざまな知識を得ているだろう。だが、コレラについてはどうだろうか。コレラがコレラ菌による感染症であることは知っていたとしても、いまそれ以上、コレラについて調べようとする人はいないだろう。国立感染症研究所の統計によれば、一九九九年以降の日本におけるコレラ発生数は表1の通りである。二〇一二年以降は年間十人を超えていない。大半は海外からの帰国者とされる。死者は報告されていない。

だが、コレラは「近代」という時代を歩み始めた日本において、猛威を振るった感染症だった。表2は、二〇世紀に入るまでの二十四年間の日本におけるコレラの患者数と死者

表1　日本における1999年以降のコレラ発生数

年（カッコ内は平成）	患者数
1999（11）	39
2000（12）	58
2001（13）	50
2002（14）	51
2003（15）	24
2004（16）	86
2005（17）	56
2006（18）	45
2007（19）	13
2008（20）	45
2009（21）	16
2010（22）	11
2011（23）	12
2012（24）	3
2013（25）	4
2014（26）	5
2015（27）	7
2016（28）	9
2017（29）	7
2018（30）	4

表2　明治のコレラ

年（カッコ内は明治）	患者数（人）	死者数（人）	致死率（%）
1877（10）	13,816	8,027	58
1878（11）	902	275	30
1879（12）	162,637	105,786	65
1880（13）	1,580	618	39
1881（14）	9,389	6237	66
1882（15）	51,631	33,784	65
1883（16）	969	434	64
1884（17）	904	417	46
1885（18）	13,824	9329	67
1886（19）	155,923	108,405	69
1887（20）	1,228	654	53
1888（21）	811	460	56
1889（22）	751	431	57
1890（23）	46,019	35,227	76
1891（24）	11,142	7,760	69
1892（25）	874	497	56
1893（26）	633	364	57
1894（27）	549	314	57
1895（28）	55,144	40,154	72
1896（29）	1481	908	61
1897（30）	894	488	54
1898（31）	655	374	57
1899（32）	829	487	58
1900（33）	378	231	61

数である（内務省衛生局『衛生局年報』）。

間欠的な大流行は、現代のコロナ禍がそうであるように、パンデミックが日本に波及した結果である。流行時の患者数の多さはもとより、その致死率の高さに驚く（致死率は小数点以下切り捨て）。この時代のコレラは、まさに「死に至る病気」だったのである。

ここで、本書が課題とする問いを列挙しておこう。明治の人々にとって、コレラはどういう病気だったのか。近代国民国家に向けて走り出したばかりの政府は、コレラ流行に対して、どのように対応したのか。そこには伝統的生活世界に生きる民衆*と政府のあいだにさまざまなかたちの軋轢《あつれき》が生じた。これが本書で中心的に取り上げる「コレラ騒動」と呼ぶ出来事にほかならない。コレラが大流行した明治一二年（一八七九）に多発し、明治二〇年代前半まで、主要なものだけで三十件以上起きている（表3）。内容は、住民や巡査に死傷者が出たものから巡査らの説諭によって短時間で鎮静化したものまで、規模の面では、十数カ村から数百人の民衆を動員した大騒動から一つの村内での小競り合い程度のものまで、具体的な展開と経過はさまざまである。

＊本書では、「民衆」という言葉をタイトルを含めて、「ふつうに生きている生活者」といった意味で使う。

表3に掲載したのは氷山の一角である。たとえば、明治一二年、愛知県内で起きたコレラ騒動を地元の新聞記事から洗い出した研究（尾崎耕司「一八七九年コレラと地方衛生政策の転換——愛知県を事例として」『日本史研究』第四一八号、一九九七）によると、コレラ騒動は二十七件も起きている。大半は表3に含まれていないものである。だが、多様なコレラ騒動だが、その軋轢の根っこに目を凝らせば、一つの構造ともいえるものが浮かび上がってくるのではないか。

概要（要求その他）
避病院の反対、漢方による治療、魚類販売解禁を求め漁民が巡査などの詰め所に集合。巡査ら負傷
コレラ患者を避病院に移送する医師を漁民らが襲い、医師は死亡
巡査らがコレラ予防の説明会を開いたところ、反対する村民が興奮して乱闘、巡査4人殺害か
巡査がコレラ死者の遺体を搬送中に隣村の若者が通行を妨害、乱闘に
知多郡、愛知郡などでコレラ予防反対の動きが活発化。巡査と民衆の紛争も
避病院をめぐり戸長・巡査と村民が対立。村民約400人が集まり、巡査らに暴行。17人捕縛
検疫所に近在の人々が押しかけ、説得の巡査を川に放り込む
米価騰貴、魚類販売禁止などに反発した漁民らが富商の家などを打ち壊す
米価騰貴、果物移入禁止などに反発した民衆が暴動。警官隊と乱闘。住民が5人死亡。11人捕縛
コレラ死者の移送反対。数百人集まる
村内の寺院の避病院閉鎖などを要求、検疫出張所乱入、巡査殴打などで17カ村31人処罰
他地域からの村内の避病院へのコレラ患者移送に反発、15カ村15人が巡査軟禁、殴打などで処罰
米価騰貴、コレラ予防反対で村民に不穏な動き
コレラ予防策に反対する住民に不穏な動き
コレラ予防策に反対する住民に不穏な動き
冨野村が村費で建設した避病院に隣村の患者が送られてきたことで紛糾
コレラ患者の避病院への移送に反対、説諭の巡査が負傷
流言しきり。検疫委員の診察を拒否、避病院送致反対の住民が多数集まる
米価騰貴、コレラ流行の社会不安の中入会地問題から紛糾。警察分署など破壊。10人余捕縛
コレラ死者の埋葬場問題で隣接4町村が対立紛糾。警察分署などを破壊
流言を信じた村民の追及で川への毒投入を自白させられた男が仲間としてあげた者の家4戸破壊
禁止されていた盆踊りに住民多数が集まり、制止する巡査と若者らが乱闘
村民がコレラ検疫所、警察分署を襲う気配を見せる
コレラ死者の焼き場の件で紛争。村民約400人が集合。巡査・郡吏が説得
コレラ患者をめぐって住民、警察分署に押しかける
コレラ避病院反対で数十人が県庁に押しかけ、中止を請願
隣村でコレラ死者の火葬が行われるのを忌避、30人余集合。巡査が出張して鎮静化
避病院襲撃が続き警官隊が出動、村民十数人と乱闘、村民1人が即死、双方に負傷者。リーダー格7人逮捕
神奈川県警察署雇医師宅を「コレラ病の種を蒔きし」として、数十人が押しかける。巡査の出動で鎮静化
コレラ死者の遺体を移送中の巡査を襲撃
コレラ患者を乗せた船の入港に反対する住民が集合
他県のコレラ患者の入院に反対する住民が仮病院を破壊

表3　明治期の主なコレラ騒動

年・月・日	発生場所	現在の地名
10・10・16	岡山県和気郡日生村	備前市
10・11・21	千葉県長狭郡貝渚村	鴨川市
10・7・28	山口県厚狭郡刈屋浦	山陽小野田市
12・7・21	愛知県愛知郡熱田駅	名古屋市
12・7月下旬	愛知県愛知郡一色村ほか	西尾市ほか
12・8・1	愛知県知多郡豊浜村	南知多町
12・8・1	石川県上新川郡東水橋駅	富山市
12・8・5	新潟県西蒲原郡新潟町	新潟市
12・8・7	新潟県中蒲原郡沼垂町	新潟市
12・8・9〜14	愛知県渥美郡花田村	豊橋市
12・8〜9	埼玉県北足立郡東本郷村ほか	川口市ほか
12・8〜9	埼玉県北足立郡中尾村ほか	さいたま市ほか
12・8月上旬	新潟県西頸城郡大和川村	糸魚川市
12・8月上旬	新潟県西蒲原郡内野町	新潟市
12・8月上旬	新潟県北蒲原郡葛塚町	新潟市
12・8・15	京都府綴喜郡冨野村ほか	井手町
12・8・17	愛知県知多郡日間賀島	南知多町
12・8月中旬	群馬県邑楽郡川俣村ほか	明和町
12・8・22	新潟県北蒲原郡中条町ほか	新潟市
12・8・23〜25	新潟県北蒲原郡水原町ほか	阿賀野市
12・8・28	新潟県西蒲原郡河間村ほか	胎内市
12・8月下旬	新潟県中蒲原郡五泉町	五泉市
12・8月下旬	新潟県西蒲原郡太田村	燕市
12・8月下旬	群馬県邑楽郡板倉村ほか	板倉市
12・8月下旬	愛知県愛知郡中須村	名古屋市
13・6月中旬	群馬県群馬郡平塚村	高崎市
15・9・2	神奈川県橘樹郡末長町	川崎市
15・9・15	福島県行方郡小高村ほか	南相馬市
19・7・25	神奈川県橘樹郡神奈川駅	横浜市
19・8月中旬	神奈川県鎌倉郡桂村ほか	横浜市
23・7・23	長崎県南高木郡深江町	南島原市
23・9・28	岡山県和気郡三石町	備前市

参照）杉山弘「覚書・文明開化期の疾病と民衆意識」『自由民権（町田市立自由民権資料館紀要）』第2号所収の「明治一〇年代のコレラ祭とコレラ騒動一覧」など

また、この時期、「コレラ祭」と総称される出来事も各地であった（「コレラ祭」が「コレラ騒動」に発展するケースもあった）。こちらも具体的な様相はさまざまだが、医学的な知識がないまま、コレラ流行に直面した民衆たちが、手持ちの神仏や民俗行事にすがって疫病神コレラを追い払おうとしたふるまいである。そこにどのような民衆の心意があったのか。そして、多くの感染症がそうであるように、社会階層的にみれば、人々はコレラに「平等」に罹患《りかん》するわけではなかった。そこに、どのような差別や偏見が生じたのか。そこで確立することになる「公衆衛生」という立場は、個々の民衆にとって、いかなる意味を持ったのか。

コロナ禍の中、百年前に日本を襲ったスペイン風邪や中世ヨーロッパで猛威を振るったペストがしばしば参照される。しかし、明治日本のコレラ体験については、断片的にふれたものを目にする程度である。

明治期のコレラに関する先行研究自体は少なくない。医学史のジャンルでは戦前から研究が重ねられている。二十世紀後半以降は、社会史、民衆史、民衆思想史といった方面からアプローチする研究が続いた。私自身、「近代日本における疫病と民衆」（『社会科学討究』第一〇八号、一九九一）という小論を書いたことがある（『文明開化と民衆——近代日本精神史断章』〈新評論、一九九三〉に「第三章 コレラと民衆」として収録）。

いうまでもなく、コレラ以外にも多くの感染症がある。その意味で、ここでもう一度、なぜコレラなのか、という問いに答える必要があるかもしれない。天然痘（疱瘡）は近代以前から長く日本人を苦しめてきた。ペストや赤痢なども近代日本において多くの犠牲者を出してきた。しかし、幕末から明治中期まで、コレラは、その激烈な進行、流行の大きさ、そして致死率の高さによって、民衆にとって他の感染症とは比べものにならない脅威だった。だからこそ、本書で取り上げるコレラ騒動が頻発したのである。明治日本にとって、コレラはまさに感染症――むろん、こういう言葉で当時の民衆がコレラを捉えていたわけではないが――そのものだった。それゆえ、明治期のコレラには、近代医学が今もその戦いを継続している感染症の持つ問題性が鋭く表れている。本書の書名を「感染症と民衆」とした所以である。

本書を執筆しようとした動機は、現代のコロナ禍と無縁ではない。日々、コロナ禍のニュースに接するうちに、先にふれた私自身の旧稿と当時の問題意識を思い出すことにもなった。だが、明治日本のコレラ体験を考察することで、現代のコロナ禍を生きる私たちに直接役立つような「教訓」が得られると思っているわけではない。ただ、歴史に学ぶことが常にそうであるように、コレラに対峙した明治日本を振り返ることは、何ほどか「現代」を考える糧となるだろう。

序章　コレラという病気

風土病からパンデミックに

細菌学的にはコレラ菌として分類されるものは多数知られているが、コレラを発症するのは、主にコレラ毒素を持つ「コレラビブリオ（アジア型）」と「エルトール型ビブリオ」の二種類である。前者が十九世紀に何度かのパンデミックとなり、日本に押し寄せた。もともとはインドのガンジス川流域、特に下流のベンガル・デルタ地帯に見られた風土病的な病気だった。

この風土病は地域を越えてしばしば流行病となった。その最大の契機は、ヒンズー教の巡礼である（見市雅俊『コレラの世界史』晶文社、一九九四）。ガンジス川流域にはヒンズー教の聖地が点在する。それらの地では、六年目ごとに例祭、十二年目ごとに大祭が行われる。例祭、大祭にはインド各地のヒンズー教徒が聖地に向けて巡礼する。これがコレラ菌の活動が活発な時期に重なると、故郷に帰るヒンズー教徒たちの大群はコレラ菌の「運び手」になってしまうのだった。

一八一七年もそんなふうにして、コレラは流行病となった。風土病の地域を越えてコレラが広がったのは久しぶりのことだったらしい。しかし、ここに別の条件が加わり、コレラはパンデミックに向かって走り出す。

この時期、インドではムガル帝国が実質的に崩壊し、長くムガル帝国と覇権を争ってきたマラーター王国を中心とするマラーター同盟が支配を広げていた。一方、イギリスは国策会社であり、軍事力を動員できる東インド会社を通じてインド支配を強めつつあった。一八一七年、両者の間で第三次マラーター戦争が勃発する。一万に及ぶ兵力を投入したイギリス軍は、すでに広がっていたコレラ汚染地域に侵入した。コレラ菌は兵士たちを容赦なく襲う。同年一一月には一日千人にも及ぶ死者が出た。一二月までの死者は三千人に上ったという。イギリス軍は戦闘ではなく、コレラによって壊滅的な損害を受けたのである。

コレラはイギリス軍の移動に伴って、インド中部を経て、翌年夏には西海岸のボンベイ（現・ムンバイ）に達した。やがて、流行の波は海を越え、一八二四年にかけて、中国、東南アジア、そして、幕末の日本にも及ぶ。眠っていた風土病は、こうして最初のパンデミックとなったのである。

「即時に病みて即時に終れり」

コレラ菌は口から体内に入り、一気に増殖する。その激烈さについて、以下いくつかの証言を紹介したい。まず、ウィリアム・H・マクニール『疾病と世界史（下）』（佐々木昭夫訳、中公文庫、二〇〇七）の衝撃的な記述から。

このコレラ菌が口から人体内に入った場合、もし胃酸によって殺されさえしなければ、消化器内で急速に増殖し激烈で劇的な症状を現す。下痢、嘔吐、高熱、そして死、それが最初の微かな徴候が感じられてから数時間以内に生起し終えることもまれではなかった。コレラがヒトの生命を奪うこの迅速さは真の脅威だった。……外的な症状も特に恐るべきものだった。徹底的な脱水症のため、数時間以内に患者はいわば以前の彼自身のしなびたカリカチュアとも言うべき存在に化してしまい、毛細血管の破裂によって皮膚の色は黒や青に変じた。それは死そのものをまざまざと眼前に描き出してみせるようなものだった。肉体の崩壊過程が、低速撮影した映画のように誇張され加速されて映し出され、見守るすべての者は、死の醜悪な恐怖と完全な不可避性を肝に銘じたのである。

発病するや短い時間で「生ける屍《しかばね》」と化してしまうというのだ。次に、見市雅俊が引くトーマス・シャプター『一八三二年エクセター・コレラ史』を見てみよう（前掲『コレラの世界史』）。エクセターはイギリス南西部の都市。シャプターは同地の内科医だった。臨床医として観察は精細である。

コレラの発作は普通下痢から始まった。……つぎが痙攣。手足の爪先から始まり、皮膚の表面が硬直し、瘤状になる。激痛をともなうこともあり、患者は悲鳴をあげる。この段階になると排泄物は……不透明で無臭の白く濁った液状のものになる。……顔面がどす黒くなる。……身体の表面全体が冷たく、ねっとりとしてくる。脈拍が弱まり、緩慢になり、乱れる。……このような状態が二、三時間も続くと、脈拍がさらに弱まり、ほとんど感じられなくなる。……皮膚が赤みをおび、おびただしい発汗があり、嘔吐と下痢がますます頻繁になる。……いまや皮膚が死人のように冷たくなり、唇が紫色に変色し、目が陥没し、どきつく、獰猛で恐怖にみちた人相になる。

次章でみるように、コレラの何度目かのパンデミックは、安政五年（一八五八）、日本に本格的に襲来した。この年、江戸・神田の町名主だった斎藤月岑《げつしん》は、次のように記した（『武江年表』）。

夏中雨多くして炎威烈《はげ》しからず。秋にいたりても天顔快晴の日少し。……同（七）月末の頃より都下に時疫《じえき》行れて、芝の海辺鉄砲洲佃島霊巌島の畔《ほとり》に始り、家毎に此病痾に罹《かか》らざるはなし。……八月の始より次第に熾《さかん》にして、江戸中幷《ならびに》近在に蔓《はびこ》り、即時にや（病）みて即時に終れり。（句読点、ルビ、濁点を適宜補った。以下、引用に際して同じ）

「即時に病みて即時に終れり」は、この時代のコレラの恐ろしさを語るまことに端的な表現である。

「近代」の病として

局地的な風土病だったコレラがパンデミックとなったのはなぜか。すでに述べたことからも明らかなように、ヒトとモノの移動が飛躍的に活発となったことが、その理由と言える。ヒトとモノの移動の舞台が世界規模に広がり、それに伴ってコレラの流行も拡大した。むろん現代のグローバル化とは違うレベルではあるが、世界交通とも言うべきものが生まれつつあったのである。

この世界交通の誕生は、日本についてみれば、欧米諸国と日本との交流の本格的な始まりだった。いわゆる「開国」である。アメリカの東インド艦隊司令官ペリーが軍艦四隻を率いて神奈川・浦賀に来航したのは、嘉永六年（一八五三）六月である。翌年、日米和親条約が結ばれる。安政五年には、日米の貿易交渉が始まり、六月の日米修好通商条約を皮切りに、オランダ、ロシア、イギリス、フランスと相次いで同様の条約が結ばれた。そして、まさにこの時期、日本は初めてコレラの爆発的流行に巻き込まれ、その恐ろしさを知る。コレラはまぎれもなく「外国がもたらした病《やまい》」だった。

明治期になると、しばらくはコレラの流行はみられなかったが、表2（八ページ）に示したように、明治一〇年（一八七七）以降、明治二〇年代にかけて間欠的に大流行を繰り返す。

この時期、明治政府は欧米諸国にならって急速に近代化を進めた。「即時に病みて即時に終れり」という状況は幕末の時期と少しも変わらない。人々は政府が次々に打ち出す近代化に向けた政策・制度に翻弄される中、恐ろしい感染症にさらされた。当時の人々にとって、コレラは「外国がもたらした病」から、「近代」そのものにかかわるものになったのである。長く伝統的生活世界に息づいてきた民衆の病気や死との対峙の仕方は、大きな変容を迫られた。そこでは「近代」という時代がもたらす民衆の伝統的生活世界との亀裂がさまざまなかたちで露わになった。

そうした諸相は本書の続く各章で取り上げることになる。この序章では、世界史的にみたコレラという感染症の素描と、近代社会成立期の日本における、その位相に注目するにとどめる。

コレラの現在

コレラという病気について述べてきた最後に、現代世界でコレラがどのような感染症として存在しているのかという点にもふれておくべきだろう。発展途上国を中心にして、コレラはいまなお膨大な数の感染者がいる。死者も決して少なくない。

世界保健機関（WHO）が二〇一九年一月に発表した資料によると、世界では毎年百三十万人から四百万人のコレラ患者が発生し、二万一千人から十四万三千人が死亡していると推定されている。十九世紀に何度かのパンデミックとなったコレラに比べると致死率は低い。これは、かつてのコレラがアジア型の細菌によるものだったのに対して、近年の流行は毒性が弱いエルトール型のコレラ菌であることが大きい。それに加えて、発展途上国でもコレラ流行の引き金になる飲料水や下水道の衛生水準が改善されていることによる。

WHOは二〇一七年からコレラによる死者を九〇パーセント減らすことを目標にした戦略に取り組んでいる。

第一章 最初の波

――安政五年、江戸

蘭学者・大槻玄沢の記録から

文政五年（一八二二）一〇月初旬、仙台藩の江戸詰め藩医の大槻玄沢《おおつきげんたく》（磐水）は、旧知の長州藩の医師岡田宗伯に会った際、岡田の地元の萩で「八月ノ末ヨリ一箇ノ流行病アリ」という話を聞いた。この「流行病」こそ、日本に初めて上陸したコレラである。

大槻は『解体新書』の翻訳で知られる杉田玄白、前野良沢に学び、江戸で私塾・芝蘭堂を開いていた蘭学者である。『蘭学階梯』などの著作を残した。その大槻が、文政五年のコレラ流行時に得た情報をまとめて『文政壬午《じんご》天行《てんこう》癘気《れいき》揮霍《きかく》撩乱《りょうらん》病雑記』と題した書物にまとめている（『中外医事新報』一一三一号、一九二八、所収）。

なんだかやたら難しい書名である。「文政壬午《じんご》」は文政五年。「天行《てんこう》」は、天の運行を意味し、「天行病」は、はやり病のこと。「癘気《れいき》」「揮霍《きかく》」「撩乱《りょうらん》」は、この流行病の症状を並べたものである。癘気は熱病に起因する悪気、揮霍は激しく動くこと、撩乱は「百花繚乱」といった四字熟語があるように、入り乱れるさまのことだが、当時の医学では下痢や嘔吐の症状を霍乱《かくらん》と呼んでいることから類推すると、より激しい霍乱の状態を指したもののように思える。以上、あえて説明を加えたのは、この流行病が未知のものだったことを知るためである。当代一流の蘭学者だった大槻にして、症状を並べて病名とするしかなかった。

大槻は岡田から、その流行病は進行がまことに速く、「急症二三日ヲ出《いで》ズシテ死ス」「其病ニ感染伝患シテ死スル者近日ニ至テ三千人ニ及ブ」といったことも聞く。

さらにこの後、大槻は、大坂（阪）在住の医師斎藤方策という人物が一〇月一九日に出した書簡も引いている。斎藤の隣家と向かいの家ではここ四、五日の間に五、六人がこの流行病で死んだという。ちまたで「三日ころり」*と呼ばれているけれど、三日を待たず、なかには「半時ころり」もあると述べて、この病気の恐ろしさを伝えている。

*「三日ころり（コロリ）」という言葉は、次に述べる安政コレラやさらに明治期の大流行の際にも使われた。コレラからの転訛ではなく、「コロリと死んでしまう」ということから使われた言葉である。「コロリ」には「虎狼痢」の字が当てられることもあった。ちなみに、コレラは「暴瀉《ぼうしゃ》病」（「暴瀉」は、はげしい下痢のこと）とも言われた。明治以後は行政文書にも「虎列刺」「虎烈刺」と書かれることが多かった。これらの表記には当時の人々のコレラに対する恐怖が表象されている。

大槻は斎藤が仙台の知人に宛てた書簡の写しも記録にとどめている。そこには「此節当地は急遽劇迫の流行病有之《これあり》死者夥敷《おびただしく》一日に二三百人葬《ほうむり》候」とある。

朝鮮から対馬を経て渡来？

文政コレラは、世界的に見れば、一八一七年から始まった第一次パンデミックが五年を経て日本に到達したものである。直接の侵入経路は朝鮮半島からだったらしい。先の大槻玄沢の記録に登場する斎藤方策は、「朝鮮は凡《およそ》四万余人死たりと云《いう》。長州萩にてさへ八月十四日より二十五日迄の内《うち》死する者五百八十三人と申来《もうしきた》り候。泉州岸和田城下九月十三日十四日両日に百三十四人死したり」と記し、「明日の存生無覚束《おぼつかなく》」と弱音を吐いている。

斎藤は、朝鮮半島から対馬を経て海上交通によって下関に至り、山陽道地域から大坂に広がったと考えている。当時、オランダが支配していたバタビア（現在のインドネシア・ジャカルタ）から直接渡来したという説もあり、大槻はこちらの考えだったようだ。バタビアが起源としても、斎藤が記す朝鮮の流行状況を踏まえれば、やはり朝鮮経由説が妥当だろう。

大坂の流行状況の一端は、先に引いた斎藤の書簡からうかがえるが、死者の総数は分からない。流行は現在の静岡県あたりまで広がったが、箱根の山を越えることなく、秋にはほぼ終息した。当時世界最大とされる百万人の人口を抱えた巨大都市・江戸がコレラに襲われるのは、文政コレラの悲惨な記憶がようやく薄れる安政五年（一八五八）のことだった。

アメリカ軍艦乗組員が発火点

安政五年五月二一日、アメリカ軍艦ミシシッピ号が長崎に入港した。嘉永六年（一八五三）、ペリーに率いられたアメリカ東インド艦隊に加わり、神奈川・浦賀に来航した四隻の一つ、外輪蒸気船フリゲート艦、つまり「黒船」である。乗組員の中に中国（清）でコレラに感染した者がいた。一八四〇年に始まったコレラの第三次パンデミックの第二波（一八四九〜一八六〇年）が到達したのである。

これについては、明確な証言が残っている。証言の主は、オランダ人医師ポンペ（フルネームは、ヨハネス・レイディウス・カタリヌス・ポンペ・ファン・メーデルフォールト）である。ポンペはオランダ海軍の二等軍医で、安政四年（一八五七）、幕府が海軍士官養成のために設置した長崎海軍伝習所のオランダ人スタッフの一人として来日した。

ポンペは「一八五八年七月に米艦ミシシッピ号がシナから日本にコレラ病を持ち込んだ。一八二二年以来、日本ではこの恐るべき疾病についてはまったく聞くところがなかった。たくさんの犠牲者が出た。市民はこのような病気に見舞われてまったく意気消沈した」と記している（『ポンペ日本滞在見聞記——日本における五年間』沼田次郎・荒瀬進訳、雄松堂書店、一九六八）。さらに、ポンペは、長崎の人々について、「この（病気の）原因は日本を外国に開放したからだといって、市民のわれわれ外国人に対する考えはときには、はなはだわれわれを敵視するようにさえなった」とも述べている。開国によって開港地となった長崎には欧米諸国の船が多く寄港するようになった。コレラはそうした外国船、ここでは、具体的にアメリカの軍艦ミシシッピ号――日本を開国に導いたペリー艦隊の「黒船」の一隻――の乗組員がもたらしたものだった。外国人排斥の感情が生まれたのは不思議ではなかった。

ついに江戸に至る

長崎でのコレラ被害は、患者数千五百八十三人で、死者は七百六十七人だったという(山本俊一『日本コレラ史』東京大学出版会、一九八二)。当時の長崎の人口は約六万人と推定されるので、人口一万人当たりの患者数は二百六十三・八人。患者の致死率は四八パーセントである。ポンペと弟子たちが地元の医師らを指導して積極的に治療・防疫にあたったこともあってか、致死率は明治期の流行時より低い。

コレラは長崎から九州各地、山陽道、四国に広がり、六月には京都に到達した。京都における九月末までの死者は、「洛中千八百六十九人、洛外八百三十五人」との記録がある(小林丈広『近代日本と公衆衛生――都市社会史の試み［新装版］』(雄山閣、二〇一八)。富士川游『日本疾病史』(平凡社東洋文庫、一九六九)の記載などに基づく数字である。

コレラはついに箱根の山を越え、七月には江戸に至る。さらに東北にも広がり、現在の宮城県北部、岩手県南部には当時のコレラ流行の記録があるが、北海道には上陸していないという(松木明知「安政年度のコレラ流行の北限について」『日本医史学雑誌』第二十九巻第一号、一九八三)。

江戸には、先に引いた斎藤月岑の記述にあったように、当初は江戸湾沿いの地域に患者が発生し、八月に入り、江戸市中全域に広がった。

この時期の江戸におけるコレラによる死者全体を知る確かな統計はない。他の地域に比べて人口密度が圧倒的に高い江戸の町でのコレラが猖獗《しょうけつ》を極めたことは各種の記録が伝えるところである。ここでは、山本俊一『日本コレラ史』が記しているいくつかのデータにふれておく。

・男女合わせて武家二万二千五百五十四人、町屋一万八千六百八十人、合計四万千二百三十四人(浅田宗伯『橘黄《きっこう》年譜』)
・八月中の町屋病死人一万二千五百九十三人、七月二〇日より九月一〇日まで約五十日間の流行期を通して武家、寺院、町方ならびに人別帳からもれた者をすべて合計した死者約三万人（『嘉永明治年間録』）
・八月一日から九月末日までの死者数約二万八千人。このうち火葬した者九千九百人余り（斎藤月岑『武江年表』）
・江戸市中の死者数は二万八千四百二十一人（洋書調所『疫毒予防説』）

どうやら死者三万人前後というあたりが妥当なところだろうか。江戸だけでこれだけの死者が出たのだから、明治期（表2、八ページ）の明治一二年（一八七九）や一九年（一八八六）の大流行に匹敵する惨禍だったと言えるだろう。

あふれる棺桶、漂う臭気

「即時に病みて即時に終れり」というコレラ流行によって、社会は短期間における大量死に直面することになった。江戸ではすでに火葬が普及していたから、死者は棺桶に納めて焼き場で骨にした。立川昭二『近世 病草紙——江戸時代の病気と医療』（平凡社、一九七九年）が、金屯道人（仮名垣魯文）『安政箇労痢《ころり》流行記概略』（安政五年九月刊行）から、次の一節を引いている。小塚原（千住）の焼き場と周辺のすさまじき情景である。

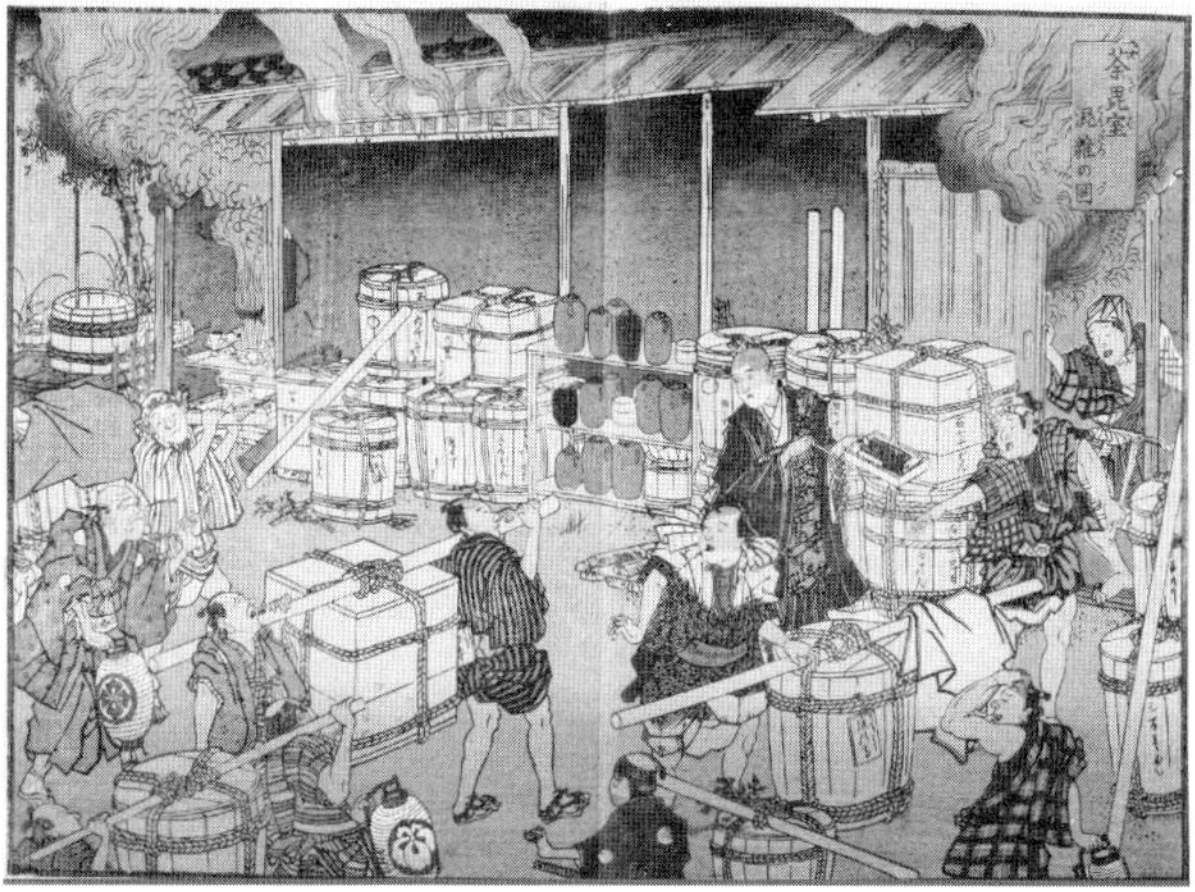

コレラ死者の棺桶があふれる焼き場（『安政箇労痢流行記概略』）

人焼く葬坊《おんぼう》人足の語れる様を聞たりしに、去る七月十五日の頃より、焼釜《やきがま》追々に一ぱいに相成りて、焼数多分なりと思ひの外、月末に至りては少しく減《へり》て、釜焼も余《あま》り候ひしに、八月に至り、四日より五六日の間は死人二三十宛も余《のこ》り、十日過《すぎ》より六百人程も焼余《のこ》り候へば、此分にては中々今日より来れる分は九月二日三日頃ならでは、骨《こつ》揚《あげ》には相成らず……。

七月末には持ち込まれる棺桶の数が少し減り、棺桶を焼く焼釜にも余裕があったのだが、八月に入ると、四日から五、六日間、それぞれの焼釜に毎日二十から三十もの棺桶が残ってしまうようになった。この様子ではこれから来る分は九月二日か三日にならないと骨揚げができそうもないというわけだ。

焼き場に入りきらない棺桶は焼き場近くの道の傍らに積まれている状態で、「その臭気甚《はなはだ》しく、（道行く人は）手拭をもて半面を包み、足早に」通り過ぎたという。

季節は夏である。棺桶からの臭気だけでなく、腐敗した遺体は新たな感染を招く恐れもあった。こうした緊急事態に、寺社奉行は火葬せずに仮埋葬するなど別の方法を講じてよい、という触書を出した。

神仏にすがる人々

江戸の町の多くの人々は、家族あるいは身近な者たちが激しい症状の後、次々にあっけなく死んでいくさまを体験し、続いて火葬場とその周辺のすさまじい情景を目にすることになった。これはこの世の出来事なのか——彼・彼女らは、こんな思いを抱いたのではないだろうか。

コレラを含む感染症が細菌によるものであるという考えが定着し、ロベルト・コッホがコレラの原因菌を発見するのは、明治一七年（一八八四）である。安政の江戸の人々は、近代医学がコレラを死に至る恐怖の病から解き放す以前に、この感染症に直面していたのである。それは、人の力の及ばぬ世界の出来事だった。そうしたとき、伝統的生活世界に生きる民衆は、人の力を超えるなにものかにすがることになる。あるいは、了解しやすい「原因」を見出す。そうした人々が行ったのが、本書が「コレラ祭」と総称するふるまいである。たとえば、『武江年表』は、神仏にすがる江戸庶民の姿を次のように記している。

……偖《さて》此虚にや乗じけむ狐惑《きつねつき》の患もあり。此等の妖孽《ようげつ》（不吉な出来事の前兆）を攘《はら》ふ為とて、鎮守祠の神輿《みこし》獅子頭を街頭にわたし、……閭巷《ちまた》に斎竹《いみたけ》（神を祭る斎場の四方に立てる竹）を立《たて》、軒端《のきば》には注連《しめ》を引《ゆ》はへ、又は軒端に挑灯《ちようちん》を灯《とも》しつらね、或《あるい》は路上に三峯山遥拝の小祠を営《いとなみ》し所もあり。節分の夜の如く豆をまき、門松を立《たて》けるも有《あり》し故、厄払《やくばらい》の乞丐人《こつじきびと》も出たり。……道中にて天狗の示現を得て、疫神を攘ふの圧勝《まじない》なりとて、羽団扇《はねうちわ》といふものに紛《まが》ふ為に、八ッ手といへる木の葉を軒に釣るべしといふ妄言《もうげん》にならひて、これらの事も行れたり。

身近でばたばたと人が死んでいく。医療は頼りにならない。人々は、手持ちのあらゆる民間信仰のたぐいを持ち出して、疫病神＝疫病退治を図ろうとしたのである。現代の私たちからみれば、無知蒙昧な所為にほかならない。当時の知識人である『武江年表』の筆者にさえ、天狗の力にすがることなど「妄言」と分かっている。だが、私たちは、ここからコレラがもたらした社会不安の様相を読み取るべきだろう。これらの事例以外にも、さまざまなかたちのコレラ祭が知られている。そして、神仏にすがった安政の江戸の人々の心性は、明治期のコレラ騒動とも直接つながっている。明治日本におけるコレラ祭の諸相については、第五章で取り上げる。

「死人書上」が語るもの

安政コレラの惨状について述べてきた本章の最後に、「死人書上《しびとかきあげ》」と総称される史料にふれておく。コレラという災厄に見舞われた江戸の人々にとって、日々増えていく死者の数こそは何よりも切実な情報だっただろう。現代でも何か災害があれば、人々がもっとも関心を持つのは死者の数である。安政江戸において、公的機関による死亡統計はまだ存在しない。人々の関心に応えるかたちで、多くの刷り物（かわら版）が市中に流布した。それらが「死人書上」と呼ばれた。

「男女死出《しで》の旅路帳」（順天堂大学山崎文庫所蔵）もその一つである。立川昭二がその全容を写真版で紹介している（前掲『近世 病草紙』）。四枚刷りで、一枚目には表題のほか、「安政五午年九月改正也」とあり、末尾に「八月朔日より九月十四日迄」と期間が記されている。地域ごと寺院別に死者の数を細かく記載しており、寺院は二百以上並ぶ。寺院ごとの

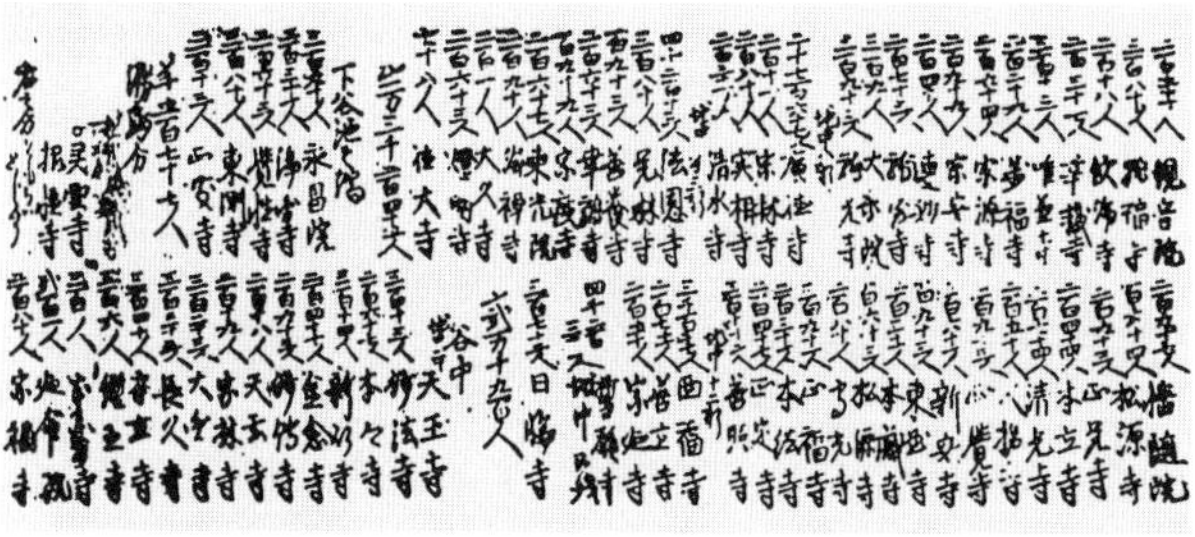

数字は二百人台から三百人台がほとんどだ。最後に「惣高〆」として「二十三万八千八百三十二人」とある。千住、目黒など八カ所の焼き場についても人数がそれぞれ記され、総計は「十万四千三百七人」となっている。

　この数字は先に紹介したいくつかの文献の数字と大幅に違う。コレラ以外の死者が含まれているとしても、明らかに誇大な数字と言わざるを得ない。だが、死者の数と寺院名だけが延々と続く「死人書上」は、いま見ても何か異様な迫力を感じる。コレラが蔓延する中、この刷り物を手にした江戸の人々は、どのような思いを抱いただろうか。立川は「これら「死人書上」というのは、死亡統計の報道というよりは、むしろ疫病爆発とい

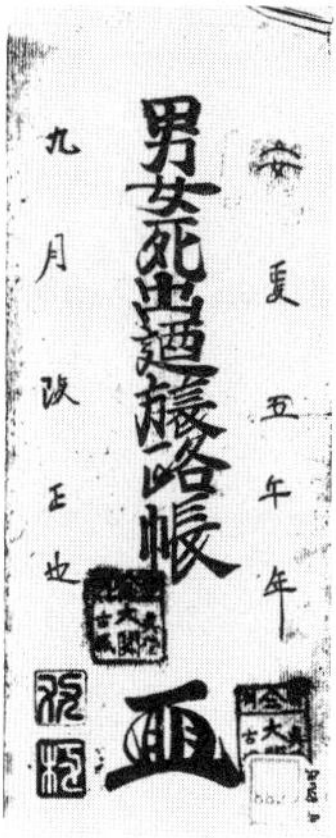

「男女死出廼旅路帳」

う異常事態の世相を反映したひとつの社会現象とみるべきだろう。……この「死人書上」の数字にこそ、安政コレラの異常な恐怖と混乱をみることができるといえよう」と指摘している。

第二章　殺された医師

——明治一〇年、千葉

詳細な『虎列刺病流行紀事』

安政コレラの後、コレラはしばらく鳴りをひそめる。ふたたび大流行の兆しが見えたのは、明治一〇年（一八七七）だった。この年二月、西南戦争が勃発する。鹿児島の城山で西郷隆盛が自刃して近代最大の内乱が終わるのは、九月である。明治政府の土台を揺るがしかねない出来事は庶民をも不安に陥れただろう。そうした中、コレラの流行が起きる。結果的には明治一二年（一八七九）や明治一九年（一八八六）ほどの大流行にはならなかった。だが、安政コレラのときの惨状を年かさの者たちから聞いていたはずだから、人々が抱いたコレラへの恐怖は大きかったにちがいない。

寺島宗則外務卿は、明治一〇年七月一五日に中国（清）厦門《アモイ》在留の領事が発信した書簡を受け取る。「厦門ニ於テ十日前ヨリ虎列刺病流行シ甚《はなは》ダ暴劇ニシテ多クハ終日ヲ保タズ。一日間ノ死亡百ヲ以テ数フ。蓋《けだ》シ新嘉坡《シンガポール》ヨリ流伝セシモノナルベシト」という内容だった。厦門は福建省の港湾都市。アヘン戦争の結果、一八五二年にイギリス租界が作られた。

この書簡の内容は、内務省衛生局がまとめた『明治十年虎列刺病流行紀事』と題した記録から引いた。衛生局長長与専斎による「緒言」は「明治十年十一月」とあり、この記録は流行が終息した後、短期間にまとめたものと思われる。

この表題の記録はコレラ流行時には毎回作成されたようで、国立国会図書館にかなり所蔵されている。各地域における患者・死者数の統計、人口一万人当たりの患者・死者数などを含む詳細な記録である。後には、職業別、年齢別の患者統計、日別の患者・死者数のグラフなども加わる。県レベルの同じ表題の記録もいくつか残っている。中央の指導に従って作成したのだろう。歩き始めて間もない明治政府だったが、すでに「記録を残す」というレベルではかなりしっかりとした意思を持っていたことがうかがえる。

虎列刺病予防法心得

政府の「先進性」という意味では、明治一〇年（一八七七）八月二七日に内務省達として「虎列刺病予防法心得」が公布されたことに注目したい。寺島外務卿が受けた厦門在留領事からのもの以外にも政府はおそらくコレラ流行に関する情報を得ていたのだろう。すばやく「虎列刺病予防法心得」をまとめて、流行に備えたのである。これは、明治一二年の「虎列刺病予防仮規則」、翌年の「伝染病予防規則」を経て、明治三〇年（一八九七）公布の「伝染病予防法」につながる近代日本最初の伝染病対象の法令だった。

「虎列刺病予防法心得」は条文が二十四条、付録として「消毒薬及其方法」が付いている。匆々《そうそう》のうちに作成したとはとても思えない、包括的にして具体的な内容である。海外から渡航した船の検疫体制、避病院《ひびょういん》の設置、患者・死者発生の報告義務などを細かく規定している。避病院という言葉は現代では死語だが、感染症対象の隔離施設を、当時こう呼んだ。患者の隔離体制についてもしっかり規定している。次は、その一端。

第十三条　「虎列刺」病者アル家族ハ看護ニ緊要ナル人ノ外ハ成丈《なるたけ》他家ニ避ケシメ妄《みだ》リニ往来スルヲ許サズ。患者恢復或ハ死亡ノ後消毒法ヲ行ヒ十日ヲ経ルニ非《あら》ザレバ学校ニ入ルベカラズ

第十四条　「虎列刺」病流行ノ時ニ際シ地方長官ハ祭礼開市等無益ニ地方ノ人ノ羣集《ぐんしゅう》スル事件ヲ禁ズベシ

第十六条　委員ハ「虎列刺」病者アル家宅船舶ノ門戸入口ニ著シク「虎列刺」伝染病アリノ数字ヲ記シテ之ヲ貼付シ成丈ケ無用ノ人ノ交通ヲ絶ツベシ

第十四条は、新型コロナをめぐる令和日本における「イベント自粛」にも似ているというべきか。第十六条にある「委員」は、「検疫委員」を指すが、「心得」では選定の対象について明確な規定はまだない。明治一二年の「虎列刺病予防仮規則」では、地方長官が、医師、衛生掛、警察官吏から選んで任命すると規定される（第五条）。

三つのルートから感染が拡大

外務卿からの報告を受けた内務省は、コレラの国内流入を防ぐべく、直ちに水際対策を展開する。まず神奈川、長崎、兵庫の三県に避病院を「人家隔絶ノ島嶼《とうしょ》等ニ」設置することを指令した。入港した船舶の乗員にコレラ患者と思われる者がいた場合、避病院に収容して治療するようにしたのである。さらに、中国と往来のある三菱会社には乗客・貨物を点検してコレラ患者の流入を予防するように命令した。

だが、政府の敏速な対応にもかかわらず、入港する外国船に対する検疫権をめぐる交渉がまとまらない中、コレラは国内に侵入してしまう。九月五日、横浜で二人の患者が発生した。調査したところ、居留地三番館にあるアメリカの製茶会社で働いていた女性二人がすでに感染しており、この患者二人は、それぞれの家族だったことが分かる。次いで、九月一三日には千葉県に、一四日には東京に患者が発生した。東京への伝染ルートは、横浜と日本橋区小網町の間を往復していた定期船か、横浜と東京港を往来する漁船が考えられた。

九月末までには、コレラは山梨、群馬、長野の各県に広がる。いずれも生糸を生産する地域であり、横浜に生糸を運ぶ業者を介して感染が広がったとみられる。横浜ルートからの患者は次第に隣接諸地域に広がっていく。

この横浜ルートとは別に長崎港に入港した外国船から広がったとみられる長崎ルートの感染拡大があった。長崎から始まり、鹿児島県、熊本県に広がり、さらに大阪府、兵庫、和歌山、高知の各県にも患者が発生した。北海道にも飛び火した。石川、岡山、島根の三県にも広がったが、これも長崎ルートと思われる。

三番目のルートは、長崎ルートから派生した軍隊ルートである。九月、西南戦争が終結し、大量の兵士たちが帰還した。すでに長崎ルートで感染した患者がかなり含まれていたから、彼らが各地で流行を広げたのである。

一一月には感染はほぼ収まる。『明治十年虎列刺病流行紀事』によると、この年のコレラは三十七府県に広がり、患者数一万三千七百十人、うち死者は七千九百六十七人だった。致死率は五八・一パーセント（小数点第二位以下切り捨て。以下同じ）である。東京は府内、府外合わせて患者数八百八十九人、死者六百十四人、致死率六八・八パーセント。死者数は患者数が千人を超えた大阪、鹿児島より少ない。隣接の千葉県は東京よりさらに少なく、患者数六百十一人、死者三百五十六人、致死率五八・二パーセントである。だが、次に述べる惨劇は、この千葉の片隅の漁村を舞台に起きた。

「烈医」の供養碑

この惨劇の犠牲となった医師の供養碑があることを知り、「現場」に足を運んだ。

東京駅から午前十一時発の安房鴨川行き特急わかしお7号に乗った。大原駅を通過したあたりから、列車は房総半島東岸を南下する。車窓から太平洋がときおり見える。東京駅から一時間五十二分で安房鴨川に着いた。

加茂川河口あたりを目指して歩く。二十分ほどで、鴨川市貝渚の汐留公園に着く。杉や松の木々のほか、コンクリート製のベンチとテーブルが数カ所にあるだけで、人気はない。

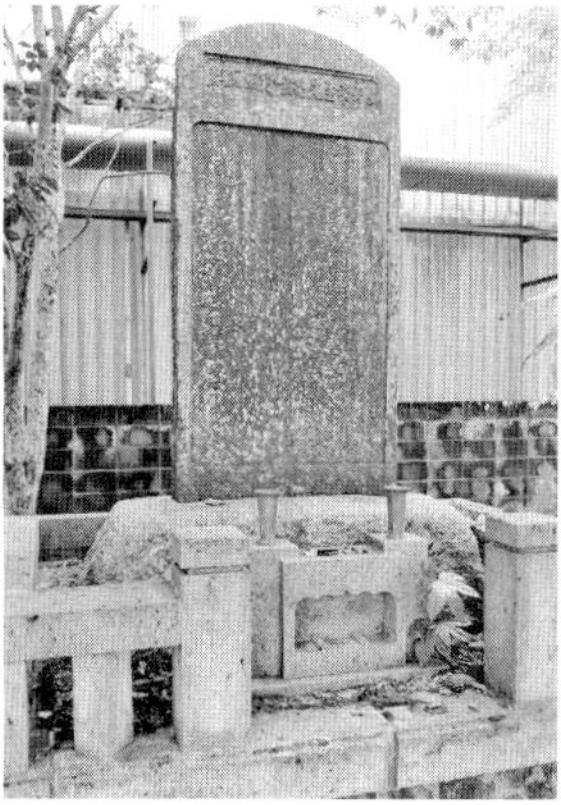
「烈医」の供養碑

貝渚地区は旧貝渚村で、明治二二年（一八八九）、町村制施行に伴い、隣接の前原町などと合併し、旧鴨川町となった。汐留公園の付近には水産会社の倉庫や住宅が立ち並び、少し漂う磯の香りを別にすると、静かな漁村だったはずの明治一〇年（一八七七）当時を想像することは難しい。

公園の一番端っこにひっそりとその碑はあった。台座を別にして碑そのものは高さ一・五メートルほど。「烈医沼野玄昌先生弔魂」とあって、かなり長い碑文が刻まれているが、表面にカビが生えていて、ほとんど読めない。以下は、かなり前に撮影したと思われる碑の写真から読み取った全文である（ルビは引用者）。

状を按《あ》んずるに先生は天保七年旗本万年左十郎二男として出生　十二歳にして本郡小湊の医家沼野家の養子となり医学を佐倉順天堂佐藤泰然同舜海に師事すること十年俊秀の誉《ほま》れ高く　小湊に帰村後その仁術を施して至らざるなし　明治十年全国に流行せるコレラが鴨川地方に漫延し罹患するもの四百余名に及ぶや明治政府終《つ》いに官令を発して先生をしてその治療と防疫に当らしむ　先生身を挺して危地にのぞみ施療防疫に従事するも　恐怖に戦《おのの》く大衆は消毒用薬液も反《かえ》つて毒薬の如く妄想し　ついに暴徒と化して先生を急襲し加茂川河畔において謀殺す　時に世寿四十二歳なり　後年その非業の最後に涙して慰霊の小碑を建つと雖《いえど》も痛恨哀惜言うところを知らざるなり

今や星霜を重ねて正当第百年忌を迎えるにあたり　有志相計り改めて此所《ここ》痛恨の地を整えて偉大な先覚の芳勲を偲《しの》び　至心に弔魂《ちようこん》して烈医沼野玄昌先生の医業を顕彰するものなり

この地でコレラの治療に当たっていた沼野玄昌が暴徒によって殺されたことを記し、その医業を顕彰・追悼した供養碑である。「百年忌」とあるが、この地に現在の碑が建立されたのは昭和五三年（一九七八）のことだった。

どのような事件だったのだろうか。碑文によって輪郭は分かるが、明治日本の感染症体験に光を当てる本書にとって象徴的ともいうべき出来事である。碑文との重複をおそれず、くわしく沼野玄昌の生涯と惨殺事件の経緯を追ってみる。

佐倉順天堂で学んだ俊秀

まとまった文献としては、橋本鍾爾「沼野玄昌の生涯」（『中外医事新報』一二七〇号、一九三九）と沼野元昌『コレラ医玄昌――沼野家の記録』（共栄書房、一九七八）がある。前者の著者橋本鍾爾は、沼野玄昌に「多年敬慕心服」していたという医師で、著作を残した時期には千葉県東条村（現・鴨川市）の東条病院院長を務めていた。当時まだ存命だった事件の目撃者の証言や沼野家の蔵で発見した史料にも言及している。後者の著者は、代々「玄昌」ないしは「元昌」を継承してきた沼野家の十八代目の当主である。以下の記述は、両著と『鴨川市史 通史編』（一九九六）による。

沼野玄昌は、天保七年（一八三六）三月生まれ。玄昌にとって先々代に当たる第十四代玄昌の二女が江戸の旗本に嫁ぎ、その二男がやはり旗本の万年佐十郎家を継いだ。佐十郎の二男が玄昌である。幼名金次郎。十二歳で沼野家に養子に入る。

沼野家は下総・小湊村（現・鴨川市小湊）に代々続く医家で、後に同家を継ぐ玄昌は十六代目とされる。玄昌が十年間学んだ佐倉順天堂は、佐藤泰然（旧名・和田）が天保一四年（一八四三）、現在の千葉県佐倉市に開いた蘭医学塾である。これが今日の順天堂大学の起源となる。佐藤は、高野長英らに蘭学を学び、三年間の長崎遊学の後、江戸薬研堀《やげんぼり》で蘭医学塾・和田塾を開いていた。佐倉に移ったのは、佐倉藩家老に招聘されたためという。

佐藤泰然は江戸在住時から蘭学者・蘭方医として盛名が高く、佐倉順天堂には全国から優秀な人材が集まった。種痘《しゅとう》の普及に努め、外科手術なども行った。

玄昌が佐倉順天堂で学んだのは安政二年（一八五五）から元治元年（一八六四）の十年間である。佐藤泰然は安政六年（一八五九）に隠居し、家督を和田塾以来の門人であり養嗣子の佐藤舜海に譲った。玄昌は主として舜海に最新のオランダ医学を学んだようだ。小湊に帰郷して医業を継いだ後も慶応三年（一八六七）にふたたび江戸に出て、幕府医学所で種痘術の免許を得ている。

佐倉順天堂では、長谷川泰（内務省衛生局長など歴任）、佐藤進（佐倉順天堂三代目）とともに同門の三羽烏と呼ばれた俊秀だった。佐倉順天堂に学ぶ前には、「漢方医はだめだ。

長崎に遊学したい」と常々語っていたという。種痘術の免許を受けるために江戸に再度出たことからも分かるように、進取の気性に富んだ優秀な医師だったにちがいない。

「コレラ医玄昌」への憎悪

明治一〇年（一八七七）一一月二一日夜九時半ごろだった。貝渚村の加茂川近くで、漁民ら十数人が竹槍、こん棒などを手に一人の男を追いかけていた。「玄昌を追い払え」などという怒号が聞こえる。なぜか、二、三丁先の心巌寺の鐘が打ち鳴らされた。

この日、玄昌は貝渚村の旅人宿菱屋に投宿していた客がコレラらしいとの知らせを受けて、診察に駆けつけていた。患者は勝浦町（現・千葉県勝浦市）から来たという。この年九月、コレラは千葉県にも広がり、この小さな漁村でもすでに何人かの患者が出ていた。事件の起きた貝渚村は玄昌が開業する小湊村から十キロ以上離れているが、玄昌は数少ない西洋医学に通じた医師として千葉県から委嘱され、この地域でコレラの防疫と治療に奔走していた。そのため地域では「コレラ医」と呼ばれていたという。

一一月というから流行はすでに下火になっていたと思われる。だが、九月以降、漁村の住民は家族や知人が激しい下痢・嘔吐の症状の後、半数以上はたちまちのうちに死んでしまうという経験を重ねていた。コレラに対する知識がまったくない彼らは、コレラに対してただ恐れおののくしかなかった。

そんななか、集落では、「コレラは、コレラ医の玄昌や警察官が井戸に毒薬を入れているために起きた」、あるいは「患者が発生すればただちに死に至らしめて生胆《いきぎも》を抜き取る」といった風説が広がっていた。コレラに対する人々の恐怖は、「コレラ医玄昌」への根拠なき憎悪を生んでいたのである。

死体発掘事件

「コレラ医玄昌」が漁村集落の住民たちに、そもそもどのような人物として受け取られていたかについて、橋本鍾爾は興味深い事件を記している。明治九年（一八七六）一一月の出来事というから、惨劇が起きるちょうど一年前である。

小湊村の沼野家の裏地に村の共有墓地があった。玄昌は、ある人物にその墓地からひと月ほど前に埋葬された死体を発掘するように依頼した。腐敗した死体を受け取った玄昌は、死体を水につけ、十数日後、分離した骨を乾燥させて磨き、骨に錐で穴を開けて連結し、一個の「人体骨格標本」を作った。玄昌は、この標本を自身が講師を務める各地の医学講習会で「教材」として使ったという。

玄昌から死体発掘を依頼されたのは、隣家の鍛治職人だった。墳墓からの死体発掘は当然犯罪だった。改定律例第二百一条には「凡《およそ》墳塚ヲ発掘シテ棺桶ヲ見《あら》ハス者ハ懲役一年」などとある。玄昌の隣家の男は、この条文によって罪に問われたが、判決は贖罪《しょくざい》金六円七十五銭の軽いものだった。玄昌本人は医学教育の目的だったことが考慮されたのか、罪に問われなかった。発掘当事者の軽い刑も玄昌の医師としての名声を考慮したものだろう。

しかし、墳墓からの死体発掘は猟奇的な出来事である。事件は当然、玄昌の地元の小湊村だけでなく貝渚村でも人々の大きな話題となったにちがいない。玄昌の動機は、純粋に医学教育に使う正確な人体骨格標本を得るためだったのだろう。医師としての情熱がなせる業だったといえるかもしれない。だが、漁村集落の人々は、「コレラ医」として活動する玄昌を見て、事件を思い出したはずだ。「コレラ医玄昌は何と恐ろしいことまでするのだ」という思いを持っただろう。コレラをめぐる風説や「玄昌を追い払え」という事態が生まれた背景には、「コレラ医玄昌」に向けられた人々のこうした意識があったにちがいない。

エスカレートした集団の暴力

事態の推移は正確には分からない。旅人宿でコレラ患者を診察した玄昌は、村はずれにある避病院に患者を収容しようとしたのだろう。漁民ら十数人がこれを阻止しようとした。

玄昌は隔離の必要性を説いたはずだ。

だが、コレラ流行と玄昌の存在を直接的に結びつけ、玄昌に憎悪の目を向けている漁民らに説得力はない。そもそも、竹槍、こん棒などを持っていた彼らは当初から実力行使を意図していたのかもしれない。「玄昌を追い払え」という追跡劇がすぐに始まってしまった。

漁民らは逃げる玄昌を竹槍、こん棒で襲った。「玄昌を追い払え」という怒号からすると、彼らには玄昌を殺害する意思まではなかったと思われる。コレラ流行の「元凶」である玄昌を追い払えばいいと考えていたのだろう。だが、集団の暴力は容易にエスカレートする。竹槍、こん棒が容赦なく玄昌の身体のあちこちに浴びせられた。玄昌は渡し船のある加茂川河岸方向に逃げた。対岸に渡ってしまえば、追撃を逃れることができると考えたのだろう。

だが、渡し船は見当たらず、進退極まって加茂川に飛び込む。すでに相当な深手を負っていたから泳ぐ力はなかった。そのまま水中に没し、行方不明となる。遺体は翌朝、現在、「烈医沼野玄昌」の供養碑がある汐留の河岸あたりで見つかった。享年は数えで四十二歳。

玄昌を死に至らしめた漁民らの暴力はいかなるものだったのか。橋本鍾爾は、前掲論文に、沼野家の「破れ倉庫に入つて数日間手がかりを求めたら、玄昌の死体検査証なるものを発見した」として、その内容を詳細に記している。

截創《せつそう》が五カ所。竹槍による切り傷と思われる。右額が一番深手で、竪（縦）四寸・幅五分・深さ一寸とある。深さ一寸（約三センチ）は骨まで達するものだろう。ほかに頭頂部・左こめかみ・右耳に計四カ所。こん棒で殴られたと思われる打撲傷が肩・腕・背中などに数カ所あった。

玄昌を襲った漁民らがどのような刑罰を受けたか、詳細は不明だが、橋本によると、みな相当な刑罰を受けて千葉寒川監獄や木更津で服役したという。

なお、事件後、千葉県は、規定の埋葬料・遺族扶助料以外にコレラ予防非常臨時費から弔祭金を出したほか、特別に弔慰金百二十五円を遺族に下賜した。当時の百二十五円は現在の貨幣価値では百万円ほどだろうか。千葉県が内務卿大久保利通に働きかけた結果とされるが、コレラの流行阻止に向けて衛生行政の整備を進めていた政府にとっても、玄昌は手厚く顕彰すべき存在だったのである。

事件は、なぜ起きたのか

「烈医沼野玄昌」の供養碑には、次のようにあった。

先生身を挺して危地にのぞみ施療防疫に従事するも　恐怖に戦《おのの》く大衆は消毒用薬液も反《かえ》つて毒薬の如く妄想し　ついに暴徒と化して先生を急襲し加茂川河畔において謀殺す

ここに「なぜ、事件は起きたのか」という問いへの答えが、十分に書かれていると言うべきだろうか。計画的な殺人を意味する「謀殺」だったかどうかという点に関しては、すでに述べたように私自身は懐疑的である。ただ、「恐怖に戦く大衆は消毒用薬液も反つて毒薬の如く妄想し……」という部分は、当時そうした風説が流れていたことはまちがいないようだ。

石炭酸（フェノール）を薄めた液を消毒に使うことは「虎列刺病予防法心得」にも記されている。しかし、いかに薄めた溶液だったとしても井戸に直接投入することはあり得ない。玄昌はコレラ防疫の一環として汚水の流れ込みを防ぐために、井戸周辺に石炭酸溶液をまいて消毒していたのかもしれない。

いずれにしろ、玄昌は当時の医療水準に沿った防疫と治療を行っていたと考えていい。患者の避病院への隔離も玄昌にしてみれば、当然の行為だった。その意味では、あり得ない風説を信じたうえに、「玄昌を追い払え」と叫び、ついには先進的にして有能な医師を死に至らしめた漁民らは無知蒙昧の輩ということになる。

　玄昌の悲劇の死は、一カ月ほど経って、二つの新聞に報道されている。一つは東京の『朝野新聞』（一二月二六日）、もう一つは遠く大阪発行の『大阪日報』（一二月二三日）である。『大阪日報』は「人の生肝《いきぎも》を取ると誤解するは人民の無知より生じる」と記し、「沼野氏は仁術を以て人を助けんとして、かえつて殺されしとは愍然のことと云ふべし」としている。「愍然」には「あわれ」とルビがある。

　だが、事件は単なる「無知蒙昧の輩の蛮行」だったのだろうか。私たちは「玄昌を追い払え」と叫んだ漁民らの心の奥底にもう少し思いを致すべきではないか。玄昌は医学教育のためには墳墓の発掘まで辞さない人物だった。そもそも玄昌が実践する西洋医学は貝渚村の人々の理解の彼方だっただろう。コレラ流行とともに、その彼が「コレラ医」として、村の日常世界の攪乱者として立ち現れたのである。

　村の日常世界という点では、もう一つ「補助線」を引きたい。当時、コレラの流行時に避ける食物として魚介類が挙げられている。腐敗しやすいことが理由である。干魚・塩魚も消化に悪いとして避けるべきとされた。残念ながら史料的な裏付けはないのだが、コレラの流行で、貝渚村の生業《なりわい》である漁業は打撃を受けていただろう。こうした背景もあって、沼野玄昌に人々の憎悪の目が向けられたのではないか。

岡山県の事例

明治一〇年（一八七七）のコレラ流行による死者は、近代日本が経験した最大のコレラ禍である明治一二年の大流行に比べれば、死者の数は十分の一以下だった。当然、本書で「コレラ騒動」と総称する出来事も明治一二年ほど頻発していない。ただ、「はじめに」で述べた表現を繰り返すと、「コレラ騒動」の根っこの構造を考えるうえで示唆的な事例がほかにもある。

岡山県和気《わけ》郡日生《ひなせ》村（現・備前市）は、兵庫県との県境に位置する漁村集落である。明治一〇年一〇月一六日、この地で騒動が起きた。『太政類典第二編』に収録された「岡山県下人民暴動申報」で、その大筋を知ることができる。

岡山県では一〇月に入ってコレラ流行が始まった。『明治十年虎列刺病流行紀事』によると、岡山県の患者数は百五十三人、死者は百五人である。患者数は全国的にみてもそれほど多くはないが、六八・六パーセントの致死率は全国平均より一〇パーセントも高い。さらに日生村の立地を考えたとき、隣接する兵庫県にも注目したほうがいい。兵庫県では「港内」と「港外」が別に集計されているが、日生村との関わりが深い「港外」は、患者数四百一人、死者数二百八十八人、致死率七一・八パーセントである。日生村での流行状態は分からないものの、漁村集落の住民が抱いたコレラに対する恐怖の大きさは想像できる。

　岡山県が内務省に宛てた上申書によると、日生村は「海ニ瀕シ人家稠密《ちゅうみつ》ノ地」で、「挙村漁業ヲ以《もって》生計」を立てている。その村にコレラの「病毒ニ感染スルモノ」が出た。県当局は内務省の布達（虎列剌病予防法心得）にしたがって、避病院を設置した。ところが、「不開ノ人民ドモ無根ノ猜疑ヲ抱キ無智ノ妄説ヲ主張」したという。

「無智ノ妄説」から暴動に

「無智ノ妄説」として挙げられる「不開ノ人民」の主張は次の三点である。

　一つは、避病院に関するもの。避病院を「山林僻地人家隔絶ノ地」に設けて、患者を収容する。これは「骨肉親子ノ至情ヲ絶ス」ものだ。家族が病毒に感染することになっても、自分の家で看護したいというのである。

　もう一つは、治療に関するもの。たいてい水薬が与えられるが、どのようなものか分からない。これまでと同じように漢方による調剤で治療してほしいと訴えている。

　以上の二点は、避病院への隔離と西洋医学による治療の忌避である。いずれも政府がコレラ流行に対して採用した先進的な方策だった。「不開ノ人民」は、つまりは、これらに対して、「そんなものはいやだ」という態度を示したのである（避病院の忌避については、

第四章で再度ふれる）。
最後は、上申書をそのまま引く。先に千葉県の沼野玄昌事件に関して、「史料的な裏付けはないのだが」として指摘した生業に関わる要求である。

本村ノ如キハ専《もっぱ》ラ利ヲ海魚ニ収ム。然《しか》ルニ目下病毒予防トテ食禁ノ説諭アリテ売買ノ途《みち》狭ク大ニ世営《せいえい》ニ関ス。何卒《なにとぞ》巨尾細鱗ノ差ナク一様売買食用候様相成度事《あいなりたきこと》。

「魚は食べるな」と指導されているので、魚が売れない。日々の生業にかかわる。どうか魚を売買して食べられるようにしてほしい。おそらくは零細な漁業によって日々の生活を営んでいる漁民にとって切実な要求だったにちがいない。
この三カ条を要求して、一六日深夜、日生村の漁民たちが立ち上がる。「一村嘯聚《しゅうしゅう》シ巡査区戸長医員等ノ詰所ヲ襲迫シ」とあるから、あらかじめ三カ条の要求項目を詰めるなど談合を進めていて、この日、村全体に集合するように呼びかけたのである。集まった人数は書かれていないが、それなりの数だったと思われる。押し問答の末、漁民たちを解散させようとした巡査が負傷してしまう。連絡をうけた警察署は直ちに警部以下を動員し、翌一七日には騒ぎは鎮静化した。

巡査の負傷の程度は分からない。捕まった首謀者は「相当処分可及《およぶべし》」とあるが、その他は説諭で済んでいるから、大した怪我ではなかったのだろう。

生業（漁業）に関わるものなど、日生村の漁民たちが掲げた三カ条の要求は、「不開ノ人民」と呼ばれる民衆がコレラに向けたまなざしを明確に教えてくれる。

第三章　襲われる巡査
——明治一二年、新潟

日本史上最悪のコレラ禍

明治一二年（一八七九）三月一四日、愛媛県で最初のコレラ患者が発生した。『明治十二年虎列剌病流行紀事』によると、四月に大分、鹿児島、五月に沖縄、福岡、山口、大阪、広島、和歌山、兵庫と広がり、六月には京都、長崎、堺、三重、石川、島根、神奈川、東京、静岡、滋賀、千葉、山梨、愛知、茨城、熊本、岐阜に患者が発生した。

明治一〇年の流行時は感染ルートがある程度把握できたが、今回は地域的な近接さと関わりなく、感染が猛烈な勢いで各地に広がった。最終的には、感染は香川、徳島、鳥取、福井各県を除いて、北海道を含む全国に広がった。患者十六万二千六百三十七人、死者十万五千七百八十六人。致死率は六五・〇パーセントに及んだ。患者数はコレラ流行が繰り返された明治期日本で最大である。死者数も最大だった明治一九年より三百人弱少ないだけだ。安政コレラによる全国の死者は不明だが、それをはるかに超える死者数だろう。明治一二年、日本は史上最悪のコレラ禍に見舞われた。

本章で取り上げる新潟では七月六日、南魚沼郡一日市《ひといち》村（現・南魚沼市）で最初にコレラ患者が発生した。一日市村は新潟県南部の内陸だが、七月中には県全域に広がる。新潟町（現・新潟市）には二八日に最初の患者が出た。一一月半ばに終息するまで、新潟県内の患者は五千百三十九人、死者は三千三百六十人。致死率は全国平均とほぼ同じ六五・三パーセントである。この地で、二つのコレラ騒動が次々起こった。明治一〇年代に各地で起きたコレラ騒動のなかでも、その規模において特筆すべき事件だった。

開港地・新潟

政府は明治一〇年（一八七七）八月に「虎列刺病予防法心得」を公布した後、翌年は流行が見られなかったため、全国的なレベルでは特に新しい法令は出さなかった。明治一二年六月二八日、コレラ流行が拡大するなか、「虎列刺病予防仮規則」を公布する。「仮規則」となっているのは、検討を進めつつあった伝染病予防の包括的な法制度がコレラ流行に間に合わないため、コレラに関する部分を先行して公布したためである。

新潟県では、この「仮規則」公布前に、コレラに関わる独自の法令を公布している。まず、明治一〇年九月二七日、「虎列刺病者取扱手続」を定めた。さらに翌二八日、新潟町だけを対象にした「衛生取締規則」を制定し、一〇月一日から施行した。

「取扱手続」は、「虎列刺病予防法心得」を受け、具体的な手続きを定めたものだったが、「衛生取締規則」は少し性格が違う。全十条からなり、厠《かわや》や糞尿運搬等の衛生管理を厳重にすることを求めたほか、長屋・小路・空家・空地等「不潔ノ虞《おそれ》」あるところを警察官が巡回し、「不潔物」の除去・清掃を命じることも定めている。具体的に、午前九時から午後四時までの間の糞尿汲取・運搬の禁止や下水を浚《さら》った泥土を路傍に積み置くことの禁止、区戸長・衛生取締は持区内を巡視して不潔物を摘発するといった規定もあり、コレラ予防だけに特化したものではない。

新潟町は幕末以来の開港地であり、「文明開化」の先進地としての役割を担った。県当局はそうした新潟町における「不潔の排除」に力を入れてきており、「衛生取締規則」は、コレラ対策を機にその点を一段と強化・徹底する狙いがあったといえる（溝口敏麿「新潟・沼垂両町のコレラ騒動」『民衆運動の〈近代〉』現代企画室、一九九四）。

この「開化の論理」というべきものは、新潟県のコレラ騒動を考えるとき、重要な前提である。

天皇巡幸前に独自の規則

続く明治一一年（一八七八）八月には、新潟県は前年の「虎列刺病者取扱手続」を廃止し、代わって「虎列刺病予防規則」「虎列刺病避病院規則」「虎列刺病者自宅療養規則」の三規則を定める。コレラ患者と認定されると、「警察官吏若《も》しクハ区戸長衛生取締」が入院を命ずるとあり、避病院への強制隔離が原則となった。やむを得ない事情があり、自宅療養する場合は、警察官吏の許可が必要で、その場合、家族は自宅待機となった。

新潟県がこれらの三規則を定めた時期にはまだコレラ流行はみられず、政府が「虎列刺病予防法心得」に替えて、「虎列刺病予防仮規則」を公布するのは翌明治一二年六月である。なぜ、新潟県は、政府の「予防仮規則」に先立ち、三規則を定めたのだろうか。しかも、新潟県の三規則と政府の「予防仮規則」の条文を比較すると、コレラ流行がすでにかなり広がっていた段階で公布された「予防仮規則」に対して、その十カ月前、コレラ流行以前に出された新潟県の三規則の方が警察を前面に押し出すなど、全体に新潟県当局の強硬・緊急性への強い意思が感じられる。

たとえば、医師がコレラ患者を診察した際の規定。「仮規則」では「成《な》ル可《べ》ク速《すみやか》ニ郡区吏町村吏或《あるい》ハ警察署ニ通知シ」とあるのに対して、新潟県の「予防規則」は「直《ただち》ニ区戸長衛生取締ヲ経テ警察署又ハ分署ヘ申報スベシ」となっている。

また、流行が広がった際の措置の一つとして、「仮規則」は「地方長官ニ於テ祭礼劇場等人民ノ群衆スル事業ヲ差止ムルコトアルベシ」とあるのに対して、新潟県の「予防規則」は「警察官吏ハ祭礼開市其他興業モノ等多人数群集スルヲ禁ズベシ」とある。「差止ムルコトアルベシ」（仮規則）に対して「禁ズベシ」（予防規則）という違いに加え、新潟県の「予防規則」は法の執行者を「警察官吏」にしている。

こうした点について、明治天皇の巡幸とのかかわりが指摘されている（溝口、前掲論文）。北陸・東海巡幸の一環として、天皇は明治一一年九月一〇日から二八日まで新潟県内を巡幸する予定だった。ときの新潟県令・永山盛輝は従来から医療・衛生政策に力を入れていた。開港地としての特殊性は前述の通りである。「新潟県が唐突のように発した三つのコレラ関係規則は、天皇巡幸を前にして、不測の事態・不祥事を防止しようとして出されたもので、いきおい強権的取締策の色彩を帯びることになった」（溝口、前掲論文）のである。こうした「前史」を経て、明治一二年のコレラ大流行に際し、新潟県でコレラ騒動が起きる。

巡回・摘発する巡査

新潟のコレラ騒動の「前史」としては、直前の大火と水害も見逃せない。明治一二年（一八七九）六月七日と二〇日、新潟町の中心部では相次いで大火があった。合わせて千百三十六戸が焼けた。新潟町のこの時期の戸数は約一万戸だったから十分の一以上が被災したことになる。七月上旬には雨が続き、一一日、信濃川があふれ、新潟町のかなりの部分が浸水被害を受けた。大火に続く水害で、人々は疲弊し、生活物資の不足も目立ち始める。コレラ流行が広がると、新潟港への船舶入港は禁止となり、物資の不足に拍車がかかった。米価をはじめ諸物価は高騰した。こうした社会不安の状況は、根拠のない風説や流言が広がる土壌になっただろう。

新潟県の内陸部から新潟町など海岸部にコレラ流行が広がる中、七月二五日、新潟県は、フグ・カニ・タコ・小エビ・生イカの海産物五品をコレラ伝染の媒介になりやすいとして、当分の間、販売禁止する旨、布達した。すでに「不熟ノ果物腐敗ノ飲食物」は販売禁止になっていたが、三一日はその規制を強め、青梅・李《すもも》・杏《あんず》・桃・林檎・西瓜《すいか》・胡瓜《きゅうり》・甜瓜《まくわうり》、さらに昆布巻・てんぷら・荒布《あらめ》といった青果、食品を販売禁止にした。販売禁止対象がどういった基準で選択されたのかは不明だが、こうした措置は、多くの漁民だけでなく、農業生産者、加工・販売業者らに大きな打撃を与えた。

町では巡査が巡回し、販売禁止を守っていない業者らを厳しく摘発するようになった。販売禁止の青果が並んでいると、巡査が川に捨てさせたという。鏡淵九六郎編『新潟古老雑話』（昭和六年〈一九三一〉から翌年にかけて『新潟新聞』に連載、昭和八年刊行。平成三年〈一九九一〉に新潟県民俗学会による復刻版が出ている）では、八十六歳の老人が当時の状況を「町内は三四軒毎に病むかと思ふ程の割合で、市中は商売も出来ず、戦々恟々《せんせんきょうきょう》として石炭酸を撒くやら瓜、西瓜はくれるといつても貰ふものなく、梅干か味噌漬でお粥を啜つてゐるだけであつた」と回想している。

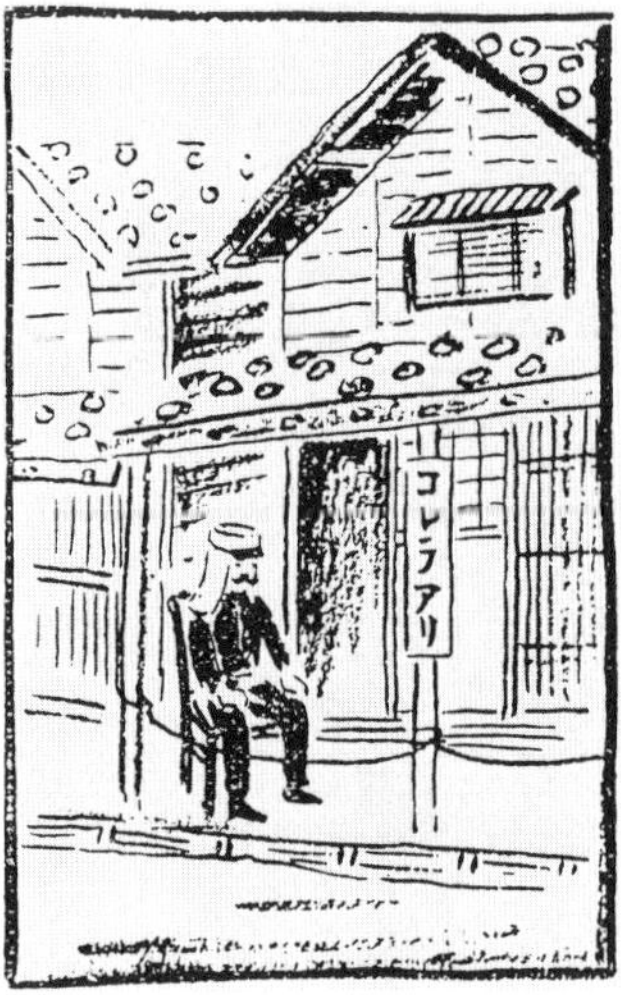

「コレラアリ」の家で張り番をする巡査

コレラ患者は避病院に収容することになっていたが、避病院の建設が追い付かない一方、自宅療養を希望する者も多かった。前掲の回想によると、「コレラ発生の家は縄を引廻し七日間交通遮断で、巡査が腰かけて出入者を誰何し、この家にコレラアリと黄色い木綿の旗を建て」たという（上の図は、『新潟古老雑話』収録の挿絵）。この「コレラアリ」の旗は、「虎列刺病予防法心得」が規定する「病名貼付」である。避病院への患者収容やコレラ死者の棺桶搬送も巡査が先導した。巡査はコレラにおののく民衆にとって、彼らの日常世界を攪乱する目に見える「権力」だった。

米の安売り額に納得せず

新潟県による海産物などの販売停止は、零細な漁民、魚店、八百屋、塩物業者らを困窮させることになった。米をはじめとした生活物資の不足・値段の高騰も彼らの生活を直撃した。八月に入ると、こうした困窮民たちが救済を求める動きが活発になる。以降の経緯を、先行研究（溝口、前掲論文。大日方純夫「「コレラ騒擾」をめぐる民衆と国家——新潟県を事例として」『民衆史の課題と方向』三一書房、一九七八。中野三義「明治十二年 新潟コレラ騒動」『地方史研究』第一四九号、一九七七。『新潟県史 通史編6 近代一』一九八七）を参考に追っていこう。

八月四日、新潟町の下町《しもまち》居住の漁民たちが各所に集合して、当局に救済を求める動きを見せた。この動向を察知して、新潟警察署の警部、巡査、新潟大区役所書記らが駆け付け、説諭し、ひとまず解散させた。おそらく解散の条件だったのだろう、翌五日に下町の豊照小学校で臨時区会が開かれ、困窮民の救済策が話し合われた。その結果、一升八銭八厘だった米価を七銭四厘にして、やはり下町の願随寺で売り出すことになった。

この「救済策」を同日正午ごろ、願随寺に集っていた漁民たちに告げたところ、「値下げ額が少なすぎる」という不満が爆発し、さらに「ただちに（売出しを）実施せよ」との声も出て、紛糾した。新潟警察署は警部、巡査を派遣し、説諭にあたったが、騒ぎは次第にエスカレートしていく。

ちょうどそのとき、巡査の先導でコレラ死者の遺体が願随寺に搬送されてきた。すでに激高していた漁民たちの中から「夫《それ》こそ来たれ救ってやれ」と叫ぶ者があり、これに呼応して群衆が巡査に殺到した。きっかけとなった叫び声は、日ごろからコレラ死者を粗末に扱う巡査に対する憤懣《ふんまん》が込められていたものだろうが、「避病院では生きている人間の生《いき》肝《ぎも》や生き血をとって外国に売る」などの流言が広がっていたから、「救ってやれ」という言葉になったのかもしれない。

巡査と棺を運んでいた者たちはおそれをなして、棺を置いたまま逃げ出してしまう。その後、新潟警察署から派遣されていた巡査二人がやってくるが、鳶口《とびぐち》などを手にした漁民たちの勢いに押され、結局、警部らとともにその場を引き揚げた。この段階で集まっていた漁民たちはどれほどの人数がいたか分からないが、取り締まる側が逃げ出すくらいだから、相当の人数だっただろう。ここまでが、騒動の、いわば第一幕である。

富商の家などを打ち壊す

勢いづいた漁民たちの中の一人が願随寺の鐘を打ち鳴らした。町中の半鐘も鳴らされる。たちまち群集は五、六百人にふくれあがった。最初に、横七番町の富商の家に押し寄せ、炊き出しを要求した。急なことで間に合わないと断られると、家屋、土蔵などを打ち壊した。新潟警察署は警官隊約六十人を動員し、制圧をはかった。漁民たちは、屋根に上って投石したり、鳶口をふるって抵抗した。

警官隊が抜剣するに及んで、午後三時過ぎには騒動は一応鎮静化する。この間、最初の富商の家のほか、米の商いに関係しているとされた二軒と区書記宅が破壊された。区書記宅は区書記が当局側に立って漁民たちを説諭しようとしたことから標的になった。この騒動で四人が現場で、さらに後に三人が逮捕された。負傷者もかなりいたと思われるが、騒動を報じた『新潟新聞』にこの点は記されていない。

いちおう鎮静化したものの、漁民たちが日暮れとともに再び米取引が行われる米会所を襲い、放火するとの流言が流れたこともあって、町場の家々では張り番を置き、屋根に水を上げ、軒に提灯を照らすなど、騒然とした状況が翌朝まで続いた。

以上の経過から分かるように、この騒動はコレラ流行とそれに伴う流言や規制などをきっかけにしているが、米価騰貴などによって困窮した下層民（行政側の文書には「細民」とある）による富商などの家の打ち壊しという側面がある。打ち壊しは、近世日本の都市部でしばしば起きた民衆暴動である。寺の鐘を鳴らして動員を図ったり、炊き出しを要求したりする形態は近世の打ち壊しにもみられた。一方、米価騰貴が大きな理由だった点では、大正七年（一九一八）、富山県魚津の漁村から始まり、全国的に波及した米騒動と通じる面もあるだろう。

流言をきっかけに暴動へ

八月五日の騒動の主舞台だった新潟・下町とは信濃川をはさんだ対岸の沼垂町《ぬったり》（現・新潟市）で、七日夕から騒動が起きる。騒動の前段に流言があった。

コレラの流行が広がると、沼垂町でも死者が次々に出た。「死人が多いのは死なない者まで殺してしまうためらしい。生肝を取ってアメリカに売るためで、どうやら警察があやしい」といった内容の流言だった。いまの私たちの感覚で言えば、荒唐無稽もはなはだしい。だが、当時の民衆は、こうした流言によって、コレラという正体不明の災厄をなんとか心のうちに了解させようとしたのである。騒動が起きる前日夜には町内四ヵ所に町民が集まり、対策を協議した。

そうした状況の中、もう一つの流言が広がっていく。沼垂町を流れる栗ノ木川にコレラの病毒を投入する者がいて、その結果コレラ流行が広がっているというのだ。七日午後四時ごろ、隣接の新発田《しばた》町の士族安田半之助なる男がたまたま栗ノ木川の河岸で、何か薬らしきものを服用しているのを沼垂町民が目撃する。先の流言とつながって、コレラ病毒投入の犯人は、この男にちがいないということになってしまった。

流言そのものが荒唐無稽なのはもちろんだが、なぜ、こんな短絡が起きたのだろうか。

一つには、安田が隣町の居住者で、沼垂町の人間にとっては「見慣れない人物」だったことがあろう。これに加えて、彼が士族だったことも関係していたかもしれない。「四民平等」の世になったとはいえ、沼垂町の町民には、身なりやたたずまいが自分たちと明らかに違う存在だったはずだ。

結局、安田は集まった四十人ほどの町民によって警察分署に突き出された。分署で調べたところ、安田が所持していたのは、暑気しのぎの効用があるとされる散薬と分かる。分署前では町民約百人が取り調べの結果を待っていた。警察側は散薬の中身を説明し、病毒投入は根拠のない風説であることも説き聞かせた。だが、集まった町民は納得せず、竹槍、鳶口などを手に安田の引き渡しを要求した。町内各所の半鐘が打ち鳴らされると、群集は約七百人に膨れ上がる。

激高した群集に対して警察の説明・説諭はまったく効果なく、むしろ警察への反発が強まる。群集の中から安田を引き渡さないなら巡査も打ち殺せと叫び出す者が現れた。ついに暴動が始まったのである。

激しい乱闘で多数の死傷者

群集は警察分署に乱入し、安田を奪い取る。興奮した群集は、安田を竹槍などで乱打し、死亡させる。同時に警察の密偵と誤認された新潟町の商人一人も撲殺されてしまった。警察分署に乱入し、内部を破壊した群集は、この後、避病院や通行人検査所、民家四戸も破壊した。

警察側は信濃川対岸の新潟警察署から警部二人、巡査三十五人を急派する。群集側は数十人が竹槍をふるって警察部隊の上陸を阻止しようとした。警官隊は抜剣して応戦する。乱闘が続き、群集側に死者一人、負傷者多数が出るに及んで、この場は鎮静化したが、群集の本隊と警官隊との衝突はその後も続く。群集は屋根に上って投石し、竹槍、鳶口などで抵抗した。群集の投石により、巡査三人が負傷した。しかし、ここでもついに抜剣に及んだ警察隊の力が勝り、騒動はいったん収まる。

この間、群集側は五人が死亡、十人が負傷し、十一人が逮捕された。警察側の負傷者の総数は不明だが、投石による三人以外にも軽傷者はかなりいたと思われる。

六項目の歎願

実力行使をあきらめた群集は改めて歎願書をまとめて、警察側に提出した。次の六項目である。

一、虎列刺病患者ハ避病院ヘ入ラズ悉《ことごと》ク自宅ニ於テ療養ヲ許サレ度《たく》候事
一、同死亡者葬式ノ儀ハ総《すべ》テ自分ニ於テ取計《とりはからい》度《たく》候事
一、虎列刺病予防ノ為メ売買禁示相成タル有害菓（果）物ヲ売買被差許度《さしゆるされたく》候事
一、魚類右同断
一、米穀ノ輸出ヲ差止メラレ度事
一、勝手ニ裸体ヲ許サレ度事

警察側は、第一条については自宅療養を許可する場合もあること、第二条については、コレラ死者の葬儀は巡査が送棺の途次を取り締まる規定があることを説明し、他の項目については県庁に上申すると回答し、説諭した結果、午後一一時過ぎにようやく群集は解散した。

この歎願書は、暴動を起こした人々が何を求めていたのかをそのまま教えてくれる内容である。ただ、最後の項目だけは異質と言えるかもしれない。これは、明治五年（一八七二）一一月、東京府が布達したのを皮切りに翌年には太政官布告で全国に施行された違式《いしき》詿違《かいい》条例に関係する要望である。日常的な軽微な犯罪を対象にしたもので、今日の軽犯罪法のはるか前身といっていいだろう。その中に、「裸体又ハ袒裼《はだぬぎ》シ或ハ股脛《ももはぎ》ヲ露《あら》ハシ醜体

ヲナス者」の取り締まりが含まれていた。文明開化を進める明治政府にとっては、裸体ないしは裸体に近い格好で往来を歩き、種々の作業をしたりするのは、文明開化の時代にふさわしくない「醜体」だったのである。

いまこの項目をコレラ流行に関わる歎願書の一項として読むといささか唐突に思えるだろう。だが、「勝手ニ裸体ヲ許サレ度」と求めたこの時期の民衆にとっては、他の項目と直接つながるものだったのである。裸体に近い姿で日々を送り、仕事をするのは、当時の人々にとってふつうのことだった。コレラに罹っても自宅で療養したい、死んだ場合も従来と同じように葬式を行いたいといった彼らの願いと、「勝手ニ裸体ヲ許サレ度」という歎願の項目は、つまりは「今までと同じように生活したい」ということでつながっていたのである。

米価騰貴、生活の困窮

明治一二年（一八七九）八月一一日に新潟県令・永山盛輝が太政官書記官に宛てた届け出書がある（『公文録・明治十二年・第百六十一巻』）。鎮静に至る経過を述べた後、次のように述べる。ここには、暴動の原因についての行政側の見方が端的に示されている。

右暴挙ノ原因タル悪疫予防消毒法ヲ施行スルニ依リ、種々ノ訛言《かげん》ヲ誤認スルト米価非常ニ沸騰セシヲ以、細民共俄《にわか》ニ生計ニ困《くる》シムニ出《いず》ルモノニテ、米価ノ騰貴ハ其起因スル処ノ最ナルモノニ有之《これあり》候。元来管下従前ノ米価概《おおむ》ネ壱石四五円ノ間ニ止《とどま》リ候処、近来ニ至リ追々汽船往復ノ便相開ケ其輸出漸次ニ増加セシニ依リ、其価追々騰貴シ本月ニ至リ八円五銭ノ高度ニ及《およ》び候。

ここで「訛言」はすでにふれた根拠のない流言を指す。米価は短期間にほぼ二倍に騰貴したという。流言は、先に述べたように、コレラ流行に伴う人々の社会不安を反映したものだろう。一方、米価騰貴は具体的・現実的な生活苦をもたらす。この両者が、いわばスパークして発火したのが都市下層民（細民）たちによる暴動だった。こうしたスパークは、千葉県の沼野玄昌事件にも見られたものだが、新潟県の場合、より鮮明と言えるだろう。米価騰貴の理由が、飢饉などの自然的な要因ではなく、生産地を越えた流通の拡大という点も、社会が近代化に向けて走り出していた時代の様相を教えてくれる。

さらに、届け出書はコレラ防疫策に伴う日々の生活の規制が暴動に関わっていたことも伝えている。しかも、コレラ防疫策が流通・生産の活発化を阻害して人々の経済生活に影響を与えていることを指摘する。「新潟近在ハ多ク菓（果）物ニ適スルノ地」であるため、年々産出高が増え、市民はそれらを開拓使（北海道）管下へ輸送して利益を得ていたが、コレラ流行で果物の搬出を止めた。また、県内でも一部の果物や魚介類の販売を禁止した。こうした措置で「一般人民ニ於《おい》テ需用ヲ減ズル等ニ依リ其産業者ニ於テ頓《とみ》ニ支障ヲ来《きた》スニ至ル」状況だった。

先に富商の家を破壊するといった点などで、新潟県のコレラ騒動は近世の打ち壊しと類似した点があることを指摘した。この類似はコレラ騒動の持った性格を考えるとき、見逃せない点である。だが、この時期のコレラ騒動は近世とは違う新しい時代状況の中で発生したこともまた確かなのである。

騒動が頻発した新潟県

ここまで、その展開と帰結を追ってきた新潟町と沼垂町のコレラ騒動は、明治中期に多発したコレラ騒動の中でも、もっとも大規模なものだった。とりわけ沼垂町の騒動は、多くの死傷者を出した点で突出している。二つの騒動の後、影響を受けたと思われる騒動が明治一二年（一八七九）中に新潟県内で頻発した。主な騒動に簡単にふれる。

①北蒲原郡中条町（現・胎内《たいない》市）騒動

八月二二日午後七時ごろ、中条町近郷村々の農民約三百人が鳶口などを手に中条町に突入し、人家三戸、警察分署を破壊した。新発田警察署の巡査らが駆け付け、翌日未明に鎮静化した。

騒動の直接的原因は、新発田町の町民二人から出された入会地（秣場《まぐさ》）の手入れについての願いを、入会村々の農民が「官有林払下げ願」と誤解したことだった。実地検分に際して異議を申し立てるべく農民が多数集まっていたため、掛官は早々に引き揚げた。このため農民たちが中条町に乱入したのである。コレラ流行による社会不安や生活困窮、当局への不信などが背景にあった点で、新潟町と沼垂町の騒動の余波と言える。十人余りが捕縛された。

②同郡水原町《すいばら》・下条村《げじょう》・山口村・中島村（いずれも現・阿賀野市）騒動

水原町・下条村・山口村・中島村四カ町村は、県からコレラ死者の埋葬地を協議して一カ所に定めるように指導された。ところが、各町村とも自己の地内に埋葬地を設けることを忌避し、協議はまとまらなかった。そうした中、中島村は同村内の字《あざ》薬師島畑という地にコレラ死者と汚物の焼埋場を設けることとした。ところが、そこが他の三町村に隣接する地だったため、実際に死者を埋葬する段になった八月二三日から翌日にかけて、これを阻もうと、焼埋予定地で三カ町村の住民が激しく抗議した。一時は各所の寺の鐘が鳴らされ、約六百人もの住民が集まり、竹槍、棒、鉋《かんな》などを手に、中島村戸長宅などにも押しかけた。結局、巡査らの説得で中島村が焼埋地にすることを撤回して、翌日午前一時ごろ騒動は鎮静化した。

沼垂町の騒動の歎願書にあったように、民衆はコレラ患者を避病院に送ることを拒み、葬式も自ら行うことを希望した。その一方、コレラ死者を忌避する気持ちも強かった。この騒動は、コレラに対する民衆の複雑な意識を垣間見ることができる興味深い事例である。

③西蒲原郡河間《こうま》村（現・新潟市）と近郷騒動

コレラ流行は何者かが飲料水の水路に毒薬をいれたためであるという流言は、西蒲原郡一帯でも広がっていた。八月二八日、番屋村の男が隣村に行くために、通常は往来に使わない河間村の畦道を歩いていた。流言を信じていた農民たちは見知らぬ男の行動を不審に思い、毒薬散布と誤認し、男を捕まえた。男は当初毒薬散布を否認していたが、「殺してしまえ」と、興奮する農民たちの激しい追及を受けたためか、毒薬散布と仲間がいることを「自白」してしまう。これを受け、河間村だけでなく近郷の農民六、七百人が竹槍、鳶口、六尺棒などを手に集まり、男が仲間として挙げた者の家四戸を破壊した。騒動は郡長、警察官らの説諭で鎮定したが、河間村と近郷の村々では早鐘やホラ貝が鳴り響くなど、不穏な雰囲気が続いた。

巡査、コレラの先走り

　コレラが流行すると、巡査はさまざまな場面で前面に立つことになった。新潟県の事例でみたように、魚介類や果物の販売禁止など民衆の生活に直結する規制を取り締まるのは巡査だった。市中を巡回して違反者を摘発した。コレラ患者を避病院に移送する先導をするのも巡査である。コレラで死亡した人の遺体を焼き場に運ぶ仕事も巡査の役割だった。自宅療養の家の張り番をし、交通遮断を担うのも彼らの仕事だった。避病院などをめぐって民衆との紛争になれば、当然巡査は先頭となって鎮圧を担う。これまでみてきたように、時にはサーベルを抜いて、激高する民衆と向かい合ったのである。

　そんな巡査は、民衆にとって、どのような存在だったのか。先にも指摘したように、巡査はコレラにおののく民衆にとって、彼らの日常世界を攪乱する目に見える「権力」だったのである。

いやだいやだよ　じゅんさはいやだ
じゅんさコレラの先走り　チョイトチョイト

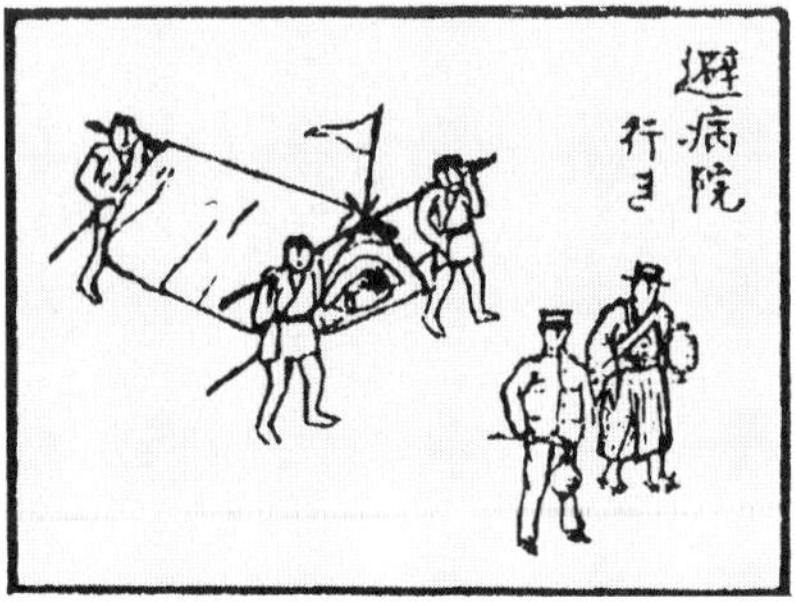

避病院行きの図

明治一五年（一八八二）のコレラ大流行時にはやった「チョイト〳〵節」の一節である。明治・大正期に演歌師として活躍した添田《そえだ》唖蟬坊《あぜんぼう》は「チョイト〳〵といふところは招く手まねをしながら子供等が大勢列をなしてうたつて練り歩いた。ちよいと不気味なものがあつた」と証言している（添田唖蟬坊『流行歌・明治大正史』（刀水書房、一九八二。原著は春秋社、一九三三年刊）。

「コレラの先走り」は、コレラ患者を避病院に隔離するために移送する際、巡査が先導したことによる。上の絵（立川昭二『明治医事往来』新潮社、一九八六、所収）は、明治二八年ごろのものという。提灯を持っているのは、地域の衛生委員だろうか。明治期になって最初にコレラが流行した明治一〇年には、地域から検疫委員が任命された。検疫委員は、一時期、公選の衛生委員となるが、衛生委員は短期間で任命制になる（衛生委員という存在については後にふれる）。並んでやはり提灯を持っているのが巡査である。コレラ患者を運ぶ台には三角の旗が立てられている。これはコレラ患者がいる家に掲げられた「コレラアリ」の表示と同じ黄色だった。

コレラ感染で死亡した巡査も

　しかし、民衆に「いやだいやだよ」と揶揄された巡査とて、すき好んでこれらの仕事をしていたわけではない。コレラの防疫活動の前線に立った巡査には当然、感染者も多く、死者も少なくなかっただろう。『兵庫県 殉職警察消防官吏 彰功録』が記載する「神戸警察署 故七円俸巡査 石原路造」のような事例は、全国的にみれば、少なくなかっただろう。

　石原巡査は「（明治）十九年虎疫流行シ市民亦其ノ猖獗《しょうけつ》ニ苦《くるし》ム。君検疫事務ニ服シ寧処《ねいしょ》スルニ遑《いとま》アラズ」という状況だった。六月三〇日に交番勤務中、家族の一人が「俄《にわか》ニ吐瀉ヲ発ス」という住民からの連絡があり、「臨検シテ患者ニ親接」した。石原巡査の知らせを受けた検疫医官が診察してコレラと分かる。石原巡査は患者を避病院に送致した後、患者の家の消毒作業にもあたった。七月三日になって下痢を発したが、よく腹をこわすことがあったので、大丈夫と考えて通常の勤務に出た。翌四日には身体の不調が強くなったが、無理をして勤務についた。五日、「暴瀉」（激しい嘔吐）が数回続き、ついに勤務を休んで、入院した。しかし、六日には死去する。享年は三十七歳だったという。『彰功録』は、次のように記している。

君ノ服務ニ忠実ニシテ且熱心ナル其ノ検疫事務ヲ補助スルニ当リ往イテ患死者ニ親接シタルモノ前後八回。職ニ勇ナル者ト謂フベシ。

遺族には「弔祭料金参拾円遺族扶助料金壱百円」が送られている。

巡査四人が殺害される？

これまでふれてきたように、巡査は群集との乱闘などで負傷することも少なくなかった。警察分署はしばしば破壊の対象になった。明治一二年（一八七九）七月二八日、山口県厚狭《あさ》郡刈屋浦（現・山陽小野田市）で起きた騒動では、四人の巡査が殺害されたという。八月一一日の『郵便報知新聞』がこの事件を報じている。現地は「周防灘に面した一小村」という。コレラ流行が始まったため警察出張所を設けて、予防策を進めた。ところが「頑固の風俗にて少しも予防に着手せざるのみか却《かえっ》て罵詈《ばり》する者」があるという状態だった。そのため、村の寺院に村民を集めて、巡査がコレラ流行の原因を説明し、予防規則を読み聞かせることにした。その場が大騒ぎになってしまったのである。

頑民《がんみん》等は忽《たちま》ち不平の大声を発して云ふ。親も子を顧みること能《あた》はず妻子兄弟相互《あいたが》ひに看護されず且《かつ》葬式の礼を行ふを得ずとは犬猫同様の始末なるに如斯《かくのごとき》の言を以て説諭抔《など》とは嗚呼《おこ》がましと一人が罵《ののし》れば皆々夫《そ》れに雷同して那《こ》様な不人情の者は打殺すべしと云ふや否や各々得物を提《ひっさ》げて巡査に打《うち》て掛れば……

なかなか臨場感あふれた書きっぷりである。村民側の言い分がよく分かる。巡査は六人もいたらしい。二人はどうにかその場を逃れた。しかし、「憐《あわれ》むべし四名の巡査は暴人共の為めに打殺《うちころ》され」てしまったというのだ。

巡査四人が殺害されたというのだから、数あるコレラ騒動の中でも特筆すべき大きな事件と言わなくてはならない。だが、土屋喬雄・小野道雄編『明治初年農民騒擾録』（勁草書房、一九五三）や青木虹二『明治農民騒擾の年次的研究』（新生社、一九六七）には記載がない。また、殉職警察官について一人一人詳しく掲載している『山口県警察史　上巻』（一九七八）にも関連記述はない。佐藤三郎編『全国警察官殉職史』（河出書房、一九三三）の「山口県の巻」は、冒頭に「山口県の殉職警察官は明治十年から昭和五年まで二十五人ある」とあり、二十五人について略歴等を記している。コレラの防疫活動で殉職した警察官は十人。ただし、いずれもコレラに罹患して死亡している。「兇賊の刃に掛《かか》つて死んで行つた人」は四人いるが、「兇賊」は博徒や密漁者などで、コレラ騒動には関係ない。さらに、近年の研究である木京睦人「明治十二年の山口県におけるコレラ病流行について」（『山口県地方史研究』一一二号、二〇一四）にも言及はない。

ただ、『山口県史　通史編　近代』（二〇一六）には、衛生行政の整備に関連して、次のような記述がある。

> 一方、公衆衛生対策は、生活への制約をともない、県民から反発を受ける場合があり、対策の一線に立つ巡査への反感にもつながった。具体化したのが、明治十二年七月二十九日に厚狭郡刈屋浦で起きた巡査四名の殺害事件である。コレラ予防の説明会を開いたところ、反発した住民と乱闘になって、巡査が打ち倒された。

この記載の典拠は記されていないが、おそらく前記の『郵便報知新聞』の記事だろう。

しかし、結論的に言うと、私は、この記事はある種の誤報だったのではないかと考えている。『郵便報知新聞』の記事中の「打殺され」は「打擲《ちょうちゃく》され」の誤植だったのではないかと思う。「打擲」は「殴打」とほぼ同じ意味である。とはいえ、コレラ防疫をめぐって、住民と巡査との間で激しい乱闘が起きた。ここまでは事実にちがいない。巡査側に相当の人的な被害が出たのだろう。だが、「巡査四名殺害」という衝撃的なことまではなかったのではないだろうか。

しかし、事実を超えた部分があったとしても、記事は、この時期にコレラをめぐって巡査が民衆にとって、どのような存在だったかを示すものであることは間違いない。

第四章　「避病院」という場所——明治一二年、埼玉

避病院を寺院に設ける

埼玉県北足立郡東本郷村（現・川口市東本郷）で最初のコレラ患者が発生したのは、明治一二年（一八七九）八月九日だった。ほぼ同じ時期、浦和町（現・さいたま市浦和区）でもコレラ患者が見つかる。この年のコレラはすでに各地で蔓延していたが、この地域でも流行が予想され、県は六月二八日に布告されたばかりの「虎列刺病予防仮規則」などに基づく防疫措置を展開する。この措置をめぐって、ほぼ同時期に二つの騒動が起きる。

この騒動については、森田武「埼玉県のコレラ予防反対一揆について」（『大村喜吉教授退官記念論文集』吾妻書房、一九八二）、杉山弘「コレラ騒動論――その構図と論理」（『日本の時代史22 自由民権と近代社会』吉川弘文館、二〇〇四）が詳細に検討している。本章では、両論文を適宜参照しつつ、二つのコレラ騒動の経過を追う。とりわけ、これまで断片的に言及してきた避病院について改めて焦点を当てたい。

相次ぐコレラ発生を受け、埼玉県はこの地域での防疫活動を開始する。八月一三日、東本郷村の傑伝寺に検疫出張所（検疫所と略されることも多い）を設けたほか、検疫支所を二カ所、さらに患者拡大に備えて、同村の全棟寺、隣村・赤山村（現・川口市赤山）の源長寺に避病院を設置することにした。

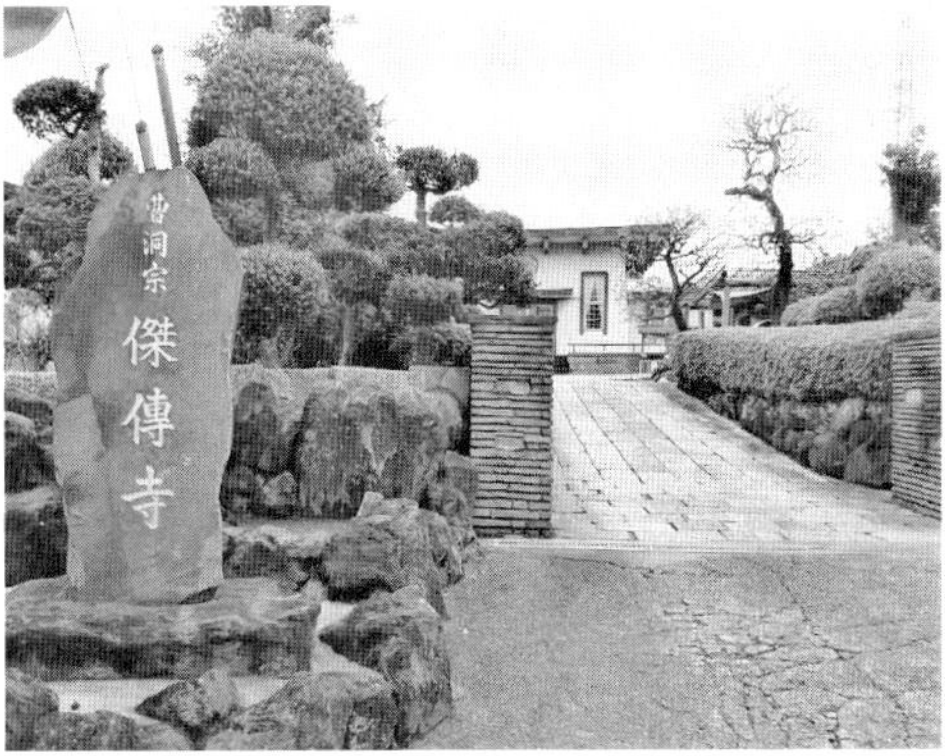

現在の傑伝寺の参道入り口（川口市東本郷）

いずれも古い歴史を持つ寺院で、現存する。傑伝寺は首都高速道路川口線の高架が走るすぐ東側、全棟寺はそのさらに東へ一キロ足らず。源長寺は首都高速道路川口線を挟んで傑伝寺の反対側、傑伝寺とは三キロほど離れている。現在は住宅が並び、蔬菜《そさい》を栽培する畑が少し残る程度で、静かな農村地帯だっただろう、明治一二年当時を想像することは難しい。

検疫出張所は、この年六月に「虎列刺病予防法心得」を拡充して公布された「虎列刺病予防仮規則」が定めた検疫委員（医師、衛生掛、警察官吏、郡区吏等）の詰め所だろう。避病院は、すでに述べたように、コレラ流行時に設置された隔離施設である。避病院をめぐる住民と行政当局との紛争の一部はすでにふれた。

そこでも記したことだが、避病院に関わる流言ないしは風説について改めて述べておきたい。

第二章で論じた千葉県の沼野玄昌事件では、「コレラは、コレラ医の玄昌や警察官が井戸に毒薬を入れているために起きた」、あるいは「患者が発生すればただちに死に至らしめて生胆を抜き取る」といった風説が広がっていた。新潟県の騒動では、「避病院では生きている人間の生肝や生き血をとって外国に売る」などの流言が騒動のきっかけとなったことを指摘した。

「グラント将軍へ生肝献上」の流言

「避病院で生肝を抜き取る」という流言は、コレラ流行時に全国的に広まっていたようだ。なかでも「抜き取った生肝を来日中の米国グラント将軍に献上する」というものが、各地でまことしやかに語られたことが当時の新聞記事からうかがえる。なぜ、「グラント将軍」だったのか。

「グラント将軍」は、南北戦争で北軍を勝利に導いた将軍として知られるユリシーズ・グラントである。一八六九年、米国大統領になり、二期目を終えた一八七七年から二年間、夫人とともに世界各地を訪れた。日本には、明治一二年（一八七九）七月三日から九月三日まで国賓として滞在した。米国大統領経験者の来日は初めてであり、東京・上野公園で行われた歓迎式典、浜離宮での明治天皇との会見、東照宮訪問などが連日新聞に報道された。

グラントの訪日はまさにコレラが流行していた時期と重なった。コレラ流行に戦々恐々としていた日本の民衆にとって「米国グラント将軍」は、なじみのある「外国の貴人」だったのである。その具体名が「生肝抜き取り」と結びつくことで、流言にリアリティが生まれたといえるかもしれない。

グラントのほか、生肝の「行き先」として名前があがった外国人に「香港太守ヘンネッセ氏」がいる。八月二三日の『東京曙新聞』が、「避病院は西洋の唐人に売る生肝を抜く所」「グラント氏と香港太守ヘンネッセ氏が生肝一つに付《つき》金千円余にて買上に来りし」という噂が流れていると報じている。これは英国領の香港総督だったジョン・ポール・ヘネシーのことで、五月から九月にかけて日本に滞在している。彼の日本での行動もしばしば新聞記事になっている。当時の「金千円余」は現在の感覚では五百万円以上だろうか。「香港太守ヘンネッセ氏」より「グラント将軍」の方が圧倒的に「知名度」が高かったのは言うまでもない。埼玉県のコレラ騒動でも、「グラント将軍へ生肝献上」の流言が騒動の背景にあった。

埼玉県警察部の鎌田冲太警部は、明治一二年八月一三日、傑伝寺の検疫出張所に着任する。検疫出張所開設当日のことだった。検疫出張所に配属された巡査は五十人。鎌田は後に浦和警察署長や秩父郡長などを歴任した。退職後、還暦を迎えたころに二冊の手記を書いた。『秩父暴動実記』と『虎疫騒擾私記《コレラ》』である。前者は、明治一七年（一八八四）に借金返済に苦しむ埼玉県秩父郡内の農民数千人が蜂起した負債農民騒擾（秩父事件）についての記録である。秩父事件研究の基本資料の一つとして知られる。

一方、『虎疫騒擾私記』は本章で取り上げるコレラ騒動について書かれたものである（秩父事件の研究者として知られる故・井上幸治所蔵本を、本章の冒頭で挙げた森田論文、杉山論文とも利用しており、以下、同書からの引用は両論文からの重引）。

検疫出張所で仕事を始めた鎌田は、「各村ニ行ハル、巷談」を聞く。避病院に患者を送る理由として、次のように語られていたというのである。

> 是レ即チ患者ヲ毒殺セシ其肝《きも》ヲ抉《え》グリ取テ之ヲグラント将軍ニ送ランガ為メナリ。……其方法トシテ窃《ひそか》ニ巡査ニ命ジ白粉ノ毒薬ヲ途上ニ散布シ以テ悪疫ニ感染セシメント為シツ、アリシト。

ここでも巡査が登場する。「白粉ノ毒薬」は、消毒のために散布する石炭酸からの連想だろう。「グラント将軍」との関わりは、彼が東京に滞在中に埼玉県に足を運び、白根県令の案内で管内を巡遊したときに「彼等ハ之ヲ奇貨トナシ奇怪ナル内約」があったと説明されている。

竹槍で威嚇する村民たち

県は、コレラ感染の兆候があった場合には検疫出張所に届け出て、必ず診療を受ける旨の請書《うけしょ》（承諾書）を住民に書かせることにしていた。しかし、容易に請書は集まらない状況だった。鎌田は「村人ハ無稽ノ風説ヲ妄信シテ毫《わずか》モ予防ヲ為サズ、反《かえつ》テ予防上ノ障害ヲ為スハ、未ダ説諭ノ至ラザルヨリ此《かく》ノ如《ごと》クナラン」と考えた。先に記したような流言が予防の妨げになっているのは住民への説諭が足りないからだというのである。

鎌田は、「巡査中ヨリ能弁ノ聞《きこ》ヘアル」者二人を選んで、戸別訪問させることにした。弁の立つ者を選んで、「無稽ノ風説」であることを説き、請書の提出を迫る策に出たのである。しかし、状況は悪化する。戸別訪問は八月一六日から始まった。「能弁ノ聞ヘアル」巡査の説諭は、むしろ逆効果だったようだ。脅しのように受け取った村民たちは容易に請書を出さなかった。

督促が続く中、八月二一日に大竹村（現・川口市大竹）で念仏講の寄合があった。集まった人々は一様に請書の提出を強要する巡査への不満を口にした。集団の勢いもあって、「今度巡査が来たらみんなで追い払うべし」と決議した。この決議の直接的影響かどうかは不明だが、翌二二日、赤山村源長寺の避病院を襲う一団があり、備品などが壊された。

こうした請書をめぐる巡査と村民との対抗関係はただちに周辺の村々に波及した。請書提出を強要する巡査への反感は共有されていたし、先に述べたような避病院についての流言も村民の確信になっていった。大竹村の念仏講がそうであったように、村々のさまざまな寄合の場で請書をめぐる情報が交換され、巡査を追い払う手はずなども話し合われた。県のコレラ防疫対策に対する村民の抵抗は、こうして短期間にエスカレートしていく。鎌田の回顧談を聞こう。傑伝寺に置かれた検疫出張所での見聞である。非日常の空間の中での村民たちの興奮ぶりとそのふるまいがリアルに伝わってくる。

祭礼祈禱《きとう》念仏講会ノ寄合ハ忙《せ》ハシク奇怪ノ風説ハ愈々《いよいよ》訛伝スル等、是《こ》レガ為メ彼等ニ於《おい》テハ本業ハ手ニ着カズ甲村鐘ヲ撞《つ》キ相集レバ乙村モ又随《したがっ》テ鐘ヲ鳴ラシ忽《たちま》チ数ケ村ハ諸所ニ集ル。然《しか》シテ始メハ痛ク乱妨スルニアラズシテ警察官吏カ巡回其他検疫委員等ノ通行ヲ妨害スル而已《のみ》ナリシガ、終《つい》ニハ三四百人合同吶喊《とっかん》シテ検疫所ノ門前ニ迫リ……検疫所ヲ包囲シ門前ニ竹槍棍棒刀剣手槍等ヲ並置シ昼夜トナク数ケ所ニ賭場ヲ開キ毎夜篝火《かがりび》ヲ焚《た》キ或《あるい》ハ木石ヲ所内ニ乱投シ或ハ人ヲシテ今夜亦《また》ハ明暁乱入シテ焼襲スル等ノ言ヲ伝ヘシメ、又或時ハ俄《にわか》ニ鐘ヲ鳴ラシ吶喊シテ乱入セントスルマネヲナス等大《おおい》ニ虚勢ヲ張リツ、アリシ。

もう農作業どころではないのだ。鐘を鳴らして検疫所の前に近郷六カ村から三、四百人も集まった。竹槍などの武器を並べて、「これから焼き打ちするぞ」と大きな叫び声（吶喊）を上げて、威嚇しているのである。賭場が数カ所に開かれていたというあたりにも一種アナーキーな現場の雰囲気がうかがわれる。同様な状況は、避病院が設置された東本郷村の全棟寺、赤山村の源長寺の門前でも見られた。竹槍、棍棒などを手にした村民たちが常時集まり、威嚇する「吶喊」を繰り返した。

「避病院ハ廃止セラレ度」

鎌田は、『虎疫騒擾私記』の中で、自らの説諭工作が村民を逆に硬化させてしまったことを悔やんでいる。彼は、「諄々《じゅんじゅん》懇示シテ、其《その》迷夢ヲ醒《さ》マ」そうとしていたのだった。だが、「其《その》結果ハ不良ト化シ、終《つい》ニ集合シテ妄動スルコトニ立至《たちいた》」ってしまったというのである。しかし、鎌田はあきらめなかった。戸別訪問が効を奏さなかったのは、一人一人の村民を説諭しても周囲を気にして請書提出に同意できなかったからではないかと考えたのかもしれない。事態が検疫出張所の包囲という緊迫した状況になる中、鎌田は集まっている村民のうちからリーダーとおぼしき者を出張所内に呼び入れ、要求を願書としてまとめてもらうように求めた。これを機に状況は鎮静化し、村民たちは各村で要求について協議し、翌二五日、次の五項目の要求を記した願書が鎌田のもとに届いた。

其一、患者ハ自宅ニ於テ治療致シ度《たし》
其二、検疫掛ノ巡視ヲ休止セラレ度
其三、避病院ハ廃止セラレ度
其四、医員ハ病家ノ望ミニ任《まか》セラレ度
其五、入院患者ノ帰宅ヲ願ヒ度

第三章で新潟県沼垂町のコレラ騒動について検討した際、住民側が提出した六項目の歎願書にふれた。沼垂町の生活にかかわる歎願は別にして、避病院に関わる歎願を比較してみよう。沼垂町の方は、「避病院廃止」までは求めていない。だが、「虎列刺病患者ハ避病院へ入ラズ悉《ことごと》ク自宅ニ於テ療養ヲ許サレ度候事」（七十三ページ参照）とあり、「避病院忌避」という意味では、「自宅療養」を求めている点も含めて、両者の要求は実質的に同じである。ただ、「避病院廃止」を要求している点で、埼玉県の願書の方がより強硬だったと言えるかもしれない。

避病院閉鎖を勝ち取る?

この願書は直ちに埼玉県庁に届けられ、八月二七日には郡役所書記を先導役に白根多助県令名の達《たつし》を携えた一行が東本郷村にやってくる。達の内容は、次の通りである。

一、新旧患者ノ治療医ハ、病家ノ望《のぞみ》ニ任《ま》カセ可申《もうすべき》事
二、従今《いまより》新患者アリト雖《いえども》、病家望ノ外ハ避病院ニ入レ不申《もうさざる》事
三、村民望ノ外ハ、石炭酸ヲソ、ギ申間敷《もうすまじき》事
四、病家ヨリ望ノ外ハ、検疫掛其外出張為間敷《させまじき》事
右ハ虎烈拉病流行ハ可恐《おそるべき》病勢ニ付、兼テ衛生ノ方法ヲ相設ケ候得共《えども》、民間疑ヲ生ジ候者往々有之《これあり》候。一時前条ノ通リ仮定ニ付為心得《こころえとして》相達候事

「一時前条ノ通リ仮定」としながらも、県は村民側の要求を認めたかたちである。東本郷村の検疫出張所をはじめ、同村の避病院、赤山村の避病院とも同日中に閉鎖された。県側が村民の要求をすんなり受け入れたのは、むろん数百人規模の示威行動にそれなりの効果

があったこともよろうが、コレラ流行が収束の兆しを見せていたからではないだろうか。

埼玉県内における明治一二年のコレラ流行は、『明治十二年虎列刺病流行紀事』によると、七月二六日に始まり、一〇月二八日までに「病毒全ク撲滅」したとされる。県内全体で六百三十五人が罹患し、死者は三百六十六人だった。

この埼玉県の患者数・死者数は全国的に見ると、少ない部類に入る。人口比は分からないが、単純な患者数では、石川県二万九千八百八人が一番多い。このほか、愛媛（一万四千百三人）▽沖縄（一万千百九十六人）▽兵庫（八千九百九十一人）▽熊本（六千七百十四人）▽新潟（五千二百二十九人）などが多発地と言えそうである。東本郷村の検疫出張所、避病院を閉鎖した八月二七日の段階ではまだコレラ流行は収束していなかったことは明らかだが、県当局はこの地域の検疫出張所、避病院を閉鎖しても防疫活動にそれほど支障は出ないとの見通しがあったのだろう。

その意味で、検疫出張所と避病院の閉鎖は、激しい示威行動を行った村民たちが勝ち取った成果とは単純には言えない。県当局は、この後、一気に騒動を主導した村民たちの強制捜査に乗り出す。

村の指導層も騒動に参加

警察は九月一〇日、騒動の主導者の一斉捕縛に踏み切る。おそらく願書提出前後から内偵を進め、対象を絞り込んでいたのだろう。むろん鎌田警部も巡査を指揮して捜査活動にあたっていた。最終的に処罰を受けたのは、十七ヵ村三十一人に及んだ。量刑と罪状は次の通りである。

懲役百日　九人　「官署ニ抵抗スベキ書面」作成、村民煽動、検疫所乱入、迷信助長
同九十日　一人　巡査殴打、村民嘯集
同七十日　四人　検疫所乱入
同二十日　一人　検疫所乱入
贖罪金　　十六人　煽動呼応、検疫所乱入、請書提出拒否主張

一番重い懲役百日の刑を受けた九人には、戸長一人、旧副戸長三人の合計四人が含まれている。明治初期の地方制度は変転しており、この点は衛生行政との関連で後にふれる機会があるが、ここでは要するに、彼らは村の行政を担う指導層だったと理解しておけばよい（副戸長に「旧」を付しているのは、この時期には副戸長という役職そのものはなくなっていたため）。こうした人々も騒動に積極的に参加していたことは注目すべきである。ただし、

半数以上が贖罪金（罰金）で済んでいる。動員された村民は多かったが、威嚇行為はあったものの、実行行為としては「検疫所乱入」しかなかったことによるだろう。

戸長らの独断と村民の反発

東本郷村でコレラ患者が発生したのとほぼ同じ時期、浦和町でコレラ患者が見つかったことは、本章冒頭で述べた。浦和町のコレラ患者発生に対する県の防疫活動をめぐって浦和宿の郡役所管内の十数カ村に広がる大規模なコレラ騒動が起きる。東本郷村などの騒動に対する強制捜査が行われた九月一〇日と前後して、こちらの騒動に対する強制捜査も同時に始まったのだが、その点は後に述べる。

この騒動については、森田論文が『虎疫騒擾私記』のほか、埼玉県立文書館所蔵の史料などをもとに、詳しい経過を記している。

県はコレラ発生を受けて、八月一〇日、中尾村（現・さいたま市緑区中尾）の吉祥寺に避病院開設を指定した。中尾村は東本郷村などから七、八キロほどしか離れていないが、中尾村などの騒動は東本郷村などの騒動と連動して起きたわけではない。

避病院を吉祥寺に指定するに際して、県は中尾村戸長、旧副戸長、小前《こまえ》惣代人、吉祥寺住職の四人から避病院開設を承諾する旨の連名の請書を受け取り、郡書記がコレラ患者の吉祥寺への移送を始める旨を村吏に通告した。

しかし、対応した村吏には請書の件は寝耳に水だった。請書提出は、県に強制された戸長らの独断だったのである。村吏は患者移送開始の猶予を求め、村民たちで協議することにした。このあたりは、何ごとも寄合で決めるという明治以前の村のしきたりが生きているように思える。

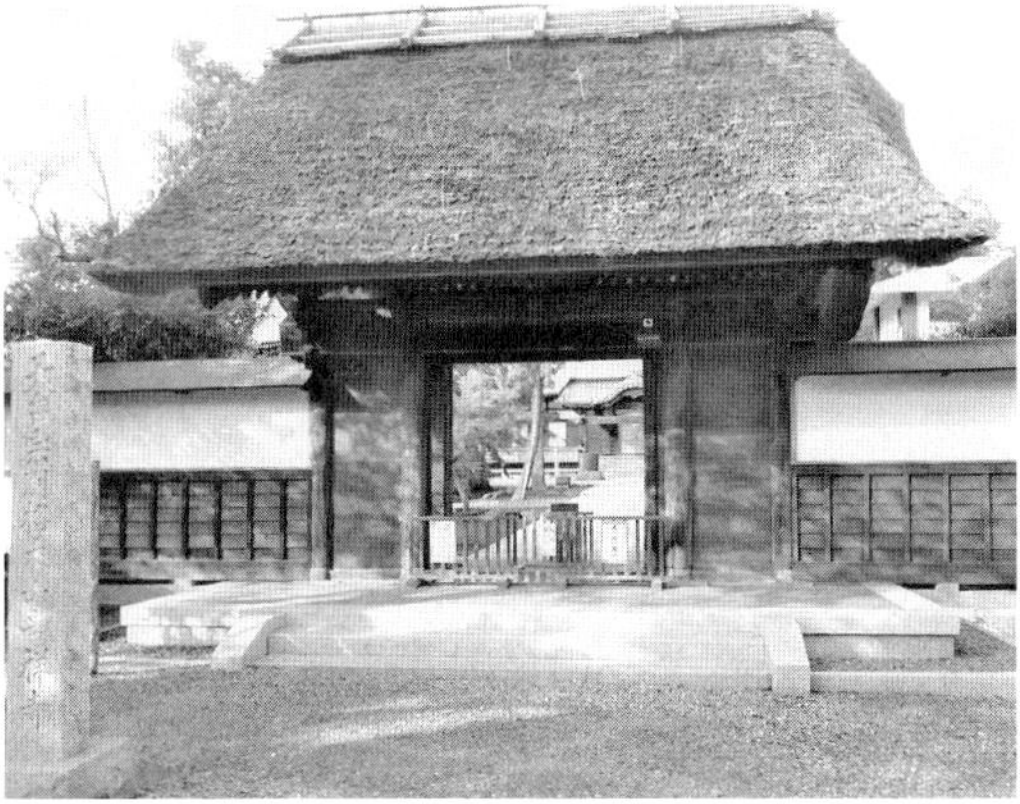
現在の吉祥寺山門（さいたま市緑区中尾）

協議の結果を、鎌田警部の『虎疫騒動私記』が書き留めている。「悪疫ヲ嫌忌スルハ人ノ常情ナリ」。恐ろしいコレラを忌み嫌うのは人情の常だというわけである。村民の言い分は明快だった。浦和で発生した患者を何ゆえわざわざ中尾村に連れてくるのか。郡役所のある浦和を大切にしてほかの地域はどうでもいいというのか。こんなことは行政のやるべきことではないのではないか。そして、結論は、こうだ。

請書ハ直《ただ》チニ還下ヲ請求スベキハ最モ急務ニシテ村人一同ノ望ム所ナリ。

「還下」という言葉は聞いたことはないが、まず何より提出した請書を却下してほしいというのが村民一同の希望だというわけだ。避病院設置を拒否するという意思表示だったと言えるだろう。

こうした「決議」が行われる一方、県側は早くも同日午後五時ごろ、コレラ患者一人を巡査の先導で吉祥寺に移送してきた。請書をもらっているので問題ないと考えたのだろう。しかし、村民はこれに強く反発し、リーダー数人の呼びかけで、村民数百人が吉祥寺門前に集まり、患者の吉祥寺搬入を阻止した。「帰れ、帰れ」という怒号を浴びて、巡査らは引き返すしか術はなかった。

巡査三人に暴行、軟禁

翌一一日には、旧副戸長ら二人が県庁に赴き、請書却下の請願を行う。その一方、周辺の村々に加勢を依頼する。午後には各村の早鐘が鳴り、周辺の村々を含めて千五、六百人の農民が万能《まんのう》（牛馬にひかせて田畑の土をかきならす農具）、鍬《くわ》、鳶口などを手に参集した。

こうした勢いに押された県側は避病院設置撤回を表明する。しかし、農民側が〝口約束〟に納得せず、抗議を続けたため、結局、同日夜には、請書は中尾村に返された。他の村々も巻き込んだダイナミックな中尾村の抗議行動はまずは見事に成功したのである。

この後、村民は最初に請書を提出した戸長らに責任を取って辞職することを要求した。抗議行動の展開に要した費用を村の公費から出すべきだという意見も浮上した。これらをめぐって一二日に開かれた集会で、戸長らの辞職については他の村の戸長らに一任することになり、費用については戸長が六十円を出費することで決着した。

さらに、この集会では、「村内ニ患者発生スルモ之ヲ病院ニ送ラザルベシ」と「若シ官署ヨリ強制施行セバ吉祥寺ノ早鐘ヲ撞クベシ」との「決議」もなされた。請書返還を成し遂げた村民たちは意気軒高だったと言うべきだろう。

しかし、県側が静観していたのは、ここまでだった。中尾村などで内偵を続け、九月九日、東本郷村などの騒動への強制捜査と前後して、巡査十六人を動員し、一斉に騒動のリーダーたちの捕縛を始めた。しかし、先の「決議」にあったように、吉祥寺の早鐘が鳴らされ、村民多数が集合し、捜査を阻んだ。このため、捜査陣は一人を捕縛しただけで逃走せざるを得なかった。

さらに、村民たちの行動はエスカレートし、巡査三人を拉致し、暴行したうえで、軟禁してしまう。史料的裏付けはないが、村民はおそらく拘引されたリーダーを釈放すれば、軟禁した巡査を解放するという要求をしたのだろう。結局、拘引されたリーダーは釈放される。

避病院設置撤回を勝ち取り、一時拘引されたリーダーの釈放も実現したのだから、騒動を起こした村民たちは「大勝利」に酔いしれたかもしれない。だが、それは一瞬のことだった。その後の強制捜査が具体的にどのように展開したかは分からないが、多くの村民が拘引されて厳しい尋問を受け、最終的に、騒動の指導者として中尾村など十五カ村十五人に厳しい刑罰が科せられた。

首謀者は懲役十年に

中尾村など十五カ村十五人の量刑と罪状は次の通りである。

懲役十年	一人	他村煽動嘯集、官吏・戸長罵詈殴傷、戸長宅財物提供強制
同七年	一人	同右
同二年	八人	他村煽動嘯集、官吏抵抗、戸長宅財物提供強制
同百日	十三人	巡査捕縛・殴傷、出張理由書差出強制、検疫所乱入、迷信助長、

村民煽動

同九十日　一人　巡査殴打、村民嘯集
同七十日　一人　戸長奉職中官署抵抗、書面作成、検疫所乱入
同六十日　四人　筆生奉職中官署抵抗、書面調印促進
同四十日　一人　同右

最高刑は懲役十年で、同七年が一人、同二年が八人いる。東本郷村などの騒動の最高刑が前述のように懲役百日だったことを考えると、相当に重い刑罰が科せられたことが分かる。巡査三人の拉致・暴行・軟禁といった状況が、こうした判断につながったのだろう。懲役十年に処せられた首謀者は、中尾村の新藤四郎兵衛という五十一歳の男で、「平民農」とある。『明治初年農民騒擾録』に判決と口供《こうきょう》（供述調書）が収録されている。

其方儀、明治十二年八月中虎列刺病流行の際、戸長惣代等村方へ協議を尽《つく》さずして県庁の達《たつし》に応じ避病院設置するを憤り、無稽の巷説を妄信し、他村をも煽動して衆を聚《あつ》め、出張の官吏及び戸長等を罵詈殴傷し、其上戸長を強逼《きょうひょく》して財物を出さしむる等頗《すこぶ》る官民を擾害《じょうがい》する、右科《とが》主謀者たるを以て、賊盗律兇徒聚衆条第二項に擬し絞罪《こうざい》

可申付処《もうしつくべきところ》、情法を酌量し二等を減じ懲役十年申付《もうしつけ》る。

「絞罪」は絞首刑のことである。判決は罪状を並び立てた後、賊盗律兇徒聚衆条第二項に照らして本来は絞首刑に処すべきところだが、情法（情状）を酌量して懲役十年にするという内容である。賊盗律は、明治最初の刑法典である新律綱領を明治六年（一八七三）に修正拡充した改定律例にある。その後、旧刑法の「兇徒聚衆ノ罪」（百三十六条、百三十七条）に引き継がれる。

口供を読むと、たしかに新藤なる男は相当に乱暴なことをしている。巡査三人を荒縄で小学校の門柱に縛り付け、多数で繰り返し殴打し、最後は戸長宅の土蔵に押し込め、外から錠前をかけてしまう。戸長宅でもいかんなく乱暴ぶりを発揮している。「昨日我等の首に拘《かかわ》る事を県庁へ訴へだる故、斯《こ》の次第に立至り、依《よつ》て今日限り打殺す」と言いながら土足で座敷に飛び上がり、もう一人の男と二人で、戸長の頭部を殴りつけ、出血しているのも構わず、殴打を続けだというのだ。ここに登場するもう一人はサブリーダーとも言うべき存在で、懲役七年を受けた人物だろう。

新藤なる男について知る材料はない。以下は余談であるが、何か村落社会におけるリーダーの一つの姿を読み取れる気がする。巡査や戸長は、村民にとって身近な「権力」である。新藤は、理不尽だと思ったことに対しては、こうした「権力」に対峙して一歩も引かない。しばしば暴力をも辞さない。村民にとっては、何かもめごとがあった場合、頼りになる男だっただろう。明治以前であれば、こうした男が百姓一揆の指導者になったにちがいない。

二つの騒動から見えてくるもの

これまで同じ時期に埼玉県の比較的近い地域で起きた二つのコレラ騒動について検討してきた。二つの騒動では、合わせて三十二ヵ村六十一人が処罰された。数あるコレラ騒動の中で、処罰された人数、動員規模から見て、両者とも特筆すべき騒動だった。先に指摘したように、地理的に近い村々で起こった二つの騒動だが、直接のつながりはない。だが、ともに騒動の発端に避病院という存在があった点で共通する（以下、便宜上、東本郷村など十七ヵ村の騒動を東本郷村騒動、中尾村など十五ヵ村の騒動を中尾村騒動と呼ぶ）。

コレラ患者発生を受けて、県は防疫活動を始める。患者が発生した場合、すみやかに検疫出張所、支所へ届け、患者を避病院に収容することが、その活動の要である。しかし、避病院をめぐる流言が広がっていたこともあって、村民の協力が得られない。「避病院で生肝を抜き取る」あるいは「抜き取った生肝を来日中の米国グラント将軍に献上する」といった流言は、まことに荒唐無稽である。当時の民衆が「無知蒙昧」だったとしても、そのまま真実と受け取った人が果してどれほどいただろうか。こうした流言は、民衆が抱いていた「避病院に行きたくない」「家族も行かせたくない」という思いを具体的に理由付けるものとして機能したのではないだろうか。民衆の避病院を忌避する思いが、こうした流言を生んだと言っていい。

東本郷村騒動では、鎌田警部が、流言は「無稽ノ風説」であることを村民に説き聞かせ、県の防疫活動に従うことを承諾する請書を提出させようとした。だが、村民にとってみれば、この流言が「無稽」であるかどうかは、実のところ、関係がないのだ。だから、鎌田が選んだ「能弁ノ聞ヘアル」巡査がいくら「そんな馬鹿なことはないのだ」と説いても村民たちを翻意させることは難しかったのである。

中尾村騒動の場合、戸長らが独断で村内の吉祥寺に避病院を設置することを承諾した請書を提出したことが発端だった。しかも、県側は村民の意向を無視して浦和町で発生したコレラ患者の避病院移送を強行した。戸長らは県から強制されて請書を提出したのだったが、村民は県と戸長らの上意下達的、強権的なやり方に反発したのである。ここにも東本郷村騒動と同様の、民衆の避病院忌避の思いがあったことは言うまでもない。ただ、同じ避病院忌避の感情が基底にあったとしても、中尾村騒動の場合、東本郷村騒動と違う側面があることにも注意すべきだろう。

　東本郷村騒動では、自分の村に避病院が設置されることへの反対だった。一方、中尾村騒動の場合、避病院が村内に設置されることになった際、戸長らが独断で請書を出したことに対する反発が最初にあったわけだが、騒動の直接のきっかけは浦和町からの患者移送である。村民たちを暴動にまで至らしめたのは、よその土地から自分たちの村へのコレラ患者搬入だった。しかも、その「よその土地」が郡役所のある浦和町だったことで、村民は反発を強めたのである。

なぜ、避病院は忌避されたのか

　いずれにしろ、埼玉県の二つの騒動には避病院を忌避する民衆の感情があったことは間違いない。しかも、この避病院忌避は、明治期のコレラ騒動全般に広く見られるものなのである。「明治期の主なコレラ騒動（表3）」（十、十一ページ）所載の三十二件のうち、本章でくわしく経過を追った東本郷村騒動と中尾村騒動以外にも、「概要（要求その他）」に「避病院」が登場するものが十一件ある。もちろんそれぞれの騒動で具体的に「避病院」がどのように問題化したかはさまざまだろう。だが、この表を見るだけで、この時期のコレラ騒動が、いくぶん乱暴を承知で言えば、多くの場合、つまりは「避病院問題」だったことが分かる。

なかでも避病院設置に対する拒絶反応が騒動になったケースが一番多い。東本郷村騒動は、その分かりやすい典型だろう。ここには、避病院という場所に対して民衆が抱いていた忌避感が明確に読み取れる。各地のコレラ騒動でも、「避病院に入りたくない」「自宅で療養したい」といった要望が出されたケースがあることは、これまで見てきた通りである。先に述べたように、そうした忌避感とつながって荒唐無稽の流言が存在していた。では、なぜ人々は避病院を忌避したのか。

明治一二年（一八七九）六月に公布された「虎列刺病予防仮規則」は、避病院について、次のように規定している。

第八条　避病院ハ成《な》ル丈《た》ケ人家隔絶ノ場所ニ建設シ其構造ハ極メテ軽易ヲ主トシ其大小員数ハ土地ノ広狭患者ノ多寡ヲ斟酌《しんしゃく》スベシ

避病院は、現代で言えば、感染症患者を隔離して治療にあたる感染症病棟にあたるが、現代の感覚では、当時の実態は理解できないだろう。要するに、コレラ患者を隔離するために急遽設置した患者の収容所である。流行が終息すれば取り壊し、すべて焼却することになっていた。「隔離」という点が現代と共通するだけである。

　本章で検討した埼玉県の二つのコレラ騒動では、村内の寺院に避病院を設置することになった。「成ル丈ケ人家隔絶ノ場所」といってもなかなか適地は見つからない。寺院なら、かなり広い境内があって、臨時の施設を設置することができたのだろう。

「隔離」という点では、むろん「人家隔絶ノ場所」の方がいい。しかし、これも、民衆にとっては別の意味を持つこともあった。第二章でふれた岡山県和気郡日生村のコレラ騒動では、村民たちは、避病院を「山林僻地人家隔絶ノ地」に設けて患者を収容するのは、「骨肉親子ノ至情ヲ絶ス」ものだと反発した。

　もっともそこでどんな治療が行われるかが最大の問題だった。日生村の村民たちは、どのようなものか分からない水薬が与えられるだけで、これなら家族が病毒に感染することになっても、自分の家で看護した方がいいと訴えた。これまでと同じ漢方による調剤で治療したいとも述べている。

患者に対する排除のまなざし

　流行時にどれくらいの避病院が設置され、どれくらいの患者が実際に避病院に隔離されたのだろうか。『明治十二年虎列刺病流行紀事』に「各地虎列刺避病院患者一覧表」が収録され

表４　避病院の収容率

	東京府	石川県	埼玉県	全国
患者総数	2,236(1,235)	29,808(323)	635(113)	162,637(13,789)
死者	1,790(　899)	21,144(206)	367(　37)	105,768(　7,888)
収容率	55.2%	1.0%	17.7%	8.4%
致死率	80.0(72.7)%	70.9(63.7)%	57.7(32.4)%	65.0(57.2)%
避病院数	4	34	17	687

カッコ内は避病院の数字(避病院のデータは沖縄県を欠く)

ている。全国的なデータのほか、一番患者が多かった石川県、東京府、埼玉県についてまとめた(表４)。

避病院への患者収容率は石川県と東京府で大きな格差がある。東京では患者の半数以上が避病院に収容されている。一方、石川県は百人に一人。埼玉県も東京に比べて低いが、石川県ほど極端ではない。だが、全国的な数を見ると、むしろ東京の方が例外なのである。東京の場合、政府のひざ元だけに、当局も避病院収容に力を入れたのだろう。

石川県は患者の発生が多かったから避病院の数も東京、埼玉よりずっと多い。しかし、避病院には実際にはほとんど収容できなかったわけである。この数字だけから判断することはできないが、中央から遠い石川県ではとりわけ人々の避病院忌避感が強かったのかもしれない。

避病院での致死率と全体の致死率を比べると、避病院収容患者の方が少し低い。それにしても避病院に収容された患者の十人のうち六人近くは帰ってこなかったのである。

「人家隔絶ノ場所」であっても、村内の寺院の境内であっても、避病院は結局、粗末な「コレラ患者収容所」だった。避病院送りは、相当な確率で粗末な仮小屋で死を迎えることを意味した。患者本人にとってはむろん、自宅で手厚く看護したいと考える——その結果、死を看取ることになったとしても——家族にとっても避病院は忌避したい場所だったのである。

さらに、この「避病院＝死」という連関は身内だけの問題ではない。人々の避病院の忌避感は、すでに指摘したように、埼玉県の二つの騒動では別の現れ方をしていたことに注意したい。東本郷村騒動では、地元の寺院に避病院が設置されることへの反対だった。中尾村騒動の場合、避病院そのものへの忌避感に加え、自分の村の患者ではなく、他の地域（浦和町）の患者が搬送されてきたことで騒動になった。ここには人々の避病院への忌避だけでなく、コレラ患者そのものへの排除のまなざしがあったことがうかがえる。

お雇い外国人ベルツの怒り

避病院という場所について検討してきた本章の最後に、避病院がいかに劣悪な環境だったのかについての「証言」を記しておこう。

東京大学医学部の「お雇い外国人」として明治の日本に長く滞在したドイツ人医師エル

ウィン・ベルツは、明治二五年（一八九二）三月一〇日、東京・駒込の天然痘病院を訪れた。天然痘病院は避病院の後身である。その日の日記に彼は怒りを込めて、次のように書きつけた（トク・ベルツ編、菅沼竜太郎訳『ベルツの日記（上）』岩波文庫、一九七九）。

醜態だ。四百名の患者に、時としては日に五十名の新患がある有様なのに、これに対して、一部は無経験のものをも含めて八名の医師と、二十名の看護婦である。冬だというのに、破れた紙障子のバラック！　ひどい！　一体東京市は、病気の市民のために、何をしているというのだ！　コレラ——チブス——天然痘の伝染病！　それでいて、貧しい人たちを、せめて大切に飼われている馬ぐらいの程度にでも、収容しておける病院の一つすらない！

第五章　疫病神の退治を願う

——さまざまなコレラ祭

瀬戸内の島の狂乱

明治一二年（一八七九）六月二三日午前十時ごろのことである。時ならぬ時間に、香川県小豆郡《しょうずぐん》土庄村《とのしょうむら》（現・土庄町）の西光寺の鐘が鳴った。と同時に、家々から若者たちが海に向かって飛び出してきた。その数は一気に四百人ほどにふくれ上がった。丸裸になって海に飛び込む者、泥水で顔を汚す者、ため池などに飛び込む者もいた——。

この年七月一八日の『朝野新聞』は、瀬戸内海に浮かぶ小豆島で起きたコレラ祭の始まりをこんなふうに伝えている。

土庄村は小豆島の西側に位置する。いま周辺の村と合併した土庄町は、観光の町として知られる。「エンジェルロード」という名前を聞いたことがある人がいるかもしれない。土庄町は正確に言うと、小豆島本体とその西にある小さな前島にまたがっている（小豆島と前島との間は、「世界一狭い海峡」としてギネスブックに認定された「海峡」で、土渕《どぶち》海峡という名前が付けられている）。その前島から余島というさらに小さな島につながる砂州は一日二回の干潮時、歩いて渡れる。それが「エンジェルロード」である。瀬戸内の海を背景にした景勝は、いまや土庄町最大の観光資源になっているらしい。

むろん、それは現代のお話。明治一二年の土庄村は半農半漁の静かな村だった。明治期最大の流行となったコレラは、この地にも押し寄せていたのである。コレラ祭については、「はじめに」で、医学的な知識がないまま、コレラ流行に直面した民衆たちが、手持ちの神仏や民俗行事にすがって疫病神コレラを追い払おうとしたふるまいと説明した。「手持ちの神仏や民俗行事にすがって」行われるのだから、コレラ祭の実際は、さまざまである。土庄村の若者たちの狂乱ぶりを、『朝野新聞』の記事でもう少し追ってみよう。

丸裸になった若者たちは顔も体も泥だらけにすると、船網を引っ張りだして、村内をぐるぐる回り始めた。記事には書かれていないが、大声で念仏を唱えながら、練り歩いたはずだ。

郡役所・警察の説諭を無視

記事には「百万遍《ひやくまんべん》の節は泥土を塗るの風習と云ふ」とある。「百万遍」という言葉は、ほかのコレラ祭を伝えた記事にもしばしば出てくる。これは、百万遍念仏のことである。

百万遍念仏は平安時代、浄土教の流行とともに盛んになった。その名の通り、南無阿弥陀仏の念仏を百万回唱えるのである。元弘元年（一三三一）、後醍醐天皇の命を受けた知恩寺の僧が七日間にわたって百万遍念仏を行い、疫病を鎮めたという。その後、百万遍念仏は宮中から地方の村々に広まり、一人で念仏を百万遍唱えるのではなく、集団の行事となった。百万遍大数珠《じゅず》と呼ばれる長い太い数珠を使う。百万遍念仏講として定期的に講として行う場合もある。講中の人たちが円陣を作って座り、大数珠を回しながら、念仏を唱える。

現代でも各地で民俗行事として伝承されているが、土地によってやり方は違う。大数珠を持って集落を巡るものがある。土庄村の百万遍はこのパターンだったようだ。若者たちが引いていた船綱は、大数珠に代わるものだったのかもしれない。「泥土を塗るの風習」は、本人たちの厄除けの意味だったのだろうか。

伝承によると、百万遍念仏は疫病を鎮めることに威力を発揮した。民間行事として広がる中で、疫病だけでなく、広く豊作や家内安全などを願う宗教行事として行われることになっていった。だが、この日、土庄村で若者たちが演じたパフォーマンスは、まさしく百万遍念仏の原点にあった疫病（コレラ）の退治を願うものだった。本書が「コレラ祭」と総称する民衆のコレラ流行への対応の一つのかたちである。

記事によると、「コレラ病退治の祈禱に百万遍の祈念を致したいと郡役所并《ならび》に警察分署等へ出願」があった。これに対して、郡役所と警察分署は、「此《この》節柄多人数集合しては却《かえっ》て有害なることを懇々説諭」したという。だが、若者たちは聞き入れず、強行した。集落内を練り歩く若者たちへの説諭も続けられた。しかし、若者たちは止める気配もなく、夕刻に至り、コレラ祭はコレラ騒動にエスカレートする気配を見せる。若者たちは「同村医員某の宅へ押懸け悪口暴言を吐散《はき》らすのみか、無暗に某を打擲《ちょうちゃく》し、内義の面部へ泥を塗付ける抔《など》甚《はなはだ》しき乱暴を働」く。

主導者三人が捕縛されて、ようやく鎮まった。こうした展開はコレラ祭とコレラ騒動が民衆の心性のレベルでは地続きだったことを教えてくれる。暴行を受けた「医員某」の負傷の程度は分からないが、場合によっては、彼は第二章で取り上げた千葉県の医師・沼野玄昌の二の舞になる恐れもあったのである。

『朝野新聞』の報道は、『海南新聞』（愛媛県松山市で発行。現在の『愛媛新聞』の前身）に載った記事をもとにしたもののようだ。記事は「……漸く鎮定せしと海南新聞に見ゆ。白痴《たわけ》をするも程が有るもの」と結ばれている。末尾の一節は『海南新聞』の記事にあったものかどうかは分からないが、コレラ騒動においてと同様、ここにも「不開」の人民を啓蒙するという当時の新聞のスタンスが見て取れる。

疱瘡神とのつながり

安政コレラのときに見られたコレラ祭の様相の一端は、先に『武江年表』の記載を紹介した。そこでは、人の力の及ばぬ世界の出来事を前に、伝統的生活世界に生きる民衆は、人の力を超えるなにものかにすがることになったと述べた。「なにものか」が、つまりは「手持ちの神仏や民俗行事」にほかならない。

土庄村の事例はコレラ騒動的な展開になったが、当初からの行動はコレラ祭という呼び方がふさわしい。一種の祝祭空間を現出させてコレラを追い払おうとするふるまいだった。『武江年表』の事例は、各戸におけるコレラ除けの呪《まじな》いといっていいものだった。明治期になっても、コレラ流行時に同様のコレラ除けの呪いが見られる。

そして、土庄村のコレラ祭が百万遍念仏という古くから民間で行われていた宗教行事をなぞるものだったように、次に紹介するコレラ除けの呪いも古くから民衆の間で共有されて来た疱瘡神《ほうそうがみ》の観念を媒介にしている。明治期になって人々の安政コレラの記憶は薄れていただろう。だが、安政コレラに対峙した民衆の心性の方は根強く生きていたのである。

疱瘡（痘瘡、天然痘）は、ウイルスによる感染症である。日本では古代から疱瘡とみられる症例が知られており、江戸時代には常時蔓延という状態になった。致死率は二〇〜五〇パーセントとされる。「江戸時代をとおして、日本人の死因の第一位をしめていたひとつは、おそらく痘瘡であろう」（立川昭二、前掲『近世病草紙』）という猛威を振るった。

頭や顔に発疹ができ、治癒した場合も後遺症（いわゆる「あばた」）が残る。幕末に、種痘による予防が始まり、次第に発生が減っていった。しかし、ウイルスによる感染症という知識はなく、効果的な治療法も知られていなかった時代、疱瘡は怨霊である疱瘡神の祟りと考えられた。

このため疱瘡が流行すると、疱瘡神を追い払うためにさまざまな呪いが行われた。「疱瘡神除け」として張り子の犬人形を飾ったり、赤い御幣や赤一色で描いた鍾馗《しょうき》の絵をお守りにする風習が見られた。疱瘡神は犬や赤色を嫌ったという伝承があったためである。疱瘡に罹患した子どもの病状が軽く済むように、患者の周りに赤い品物を置いた。感染を防ぐために子どもに赤い下着を着せたり、赤色の玩具を持たせる風習もあった。明治になってコレラの流行に直面した人々にとって、コレラは疱瘡と同じように恐ろしい病気だった。病気の進行や致死率ではコレラの方がより恐ろしかった。

コレラは疱瘡に重ね合わせられ、疱瘡を疱瘡神の怨念と考えたように、コレラ神という疫病神（疫神）の祟りと受け取った。コレラ除けの呪いは、疱瘡をめぐる民衆の祈りと重なるものだったのである。

コレラ除けの呪い

コレラ除けの呪いの具体例を、当時の新聞記事からいくつか紹介する。次は、明治一〇年（一八七七）、明治になって最初のコレラ流行をみた年の出来事である。

九月ごろ神奈川県横浜近辺の戸部・平沼周辺で、「コレラ除け」と称して、不動などで護摩を焚く、赤紙に牛という字を三つ書いて門口に貼る、八手《やつで》の葉、蕃椒《とうがらし》、杉の葉を門口に下げるなどが盛んに行われたという（『朝野新聞』九月二二日）。

不動で護摩を焚くのは古くから行われる密教の厄払いである。「赤紙に牛という字を三つ書いて門口に貼る」という行為は、江戸の民衆が疱瘡神を追い払うために行った呪いと重なる。犬は登場しないのだが、疱瘡神が嫌った赤紙が使われている。

「牛を三つ」の方は、牛頭天王《ごずてんのう》とのつながりが考えられる。牛頭天王は現在の京都・八坂神社の祭神である。平安末期に京都・祇園社（現・八坂神社）で疫病神を鎮め、退散させるとして山鉾などを出して市中を練り歩いた。これが現在の祇園祭の起源とされる。牛頭天王は牛の頭を持つ異形の神である。

蕃椒は、その色が赤いので使われたのだろう。疱瘡神は赤色が嫌いだから、コレラ神も赤色が嫌いだろうというわけだ。「八手の葉」は、安政コレラの際にも天狗の団扇《うちわ》の摸倣として登場していた。「杉の葉」はよく分からないが、新酒ができたことを知らせるのに造り酒屋が軒に杉の葉で作った杉玉を吊るす習慣が古くからある。杉の葉には何か神の力がこもっていると考えられていたのだろう。

同年一〇月、岡山県では、県社総出で十二日間にわたって「コレラ除け」の祈禱が行われ、家々では門口に蕃椒、柴棟、南天、杉を下げるのが流行した（『朝野新聞』一一月七日）。これもコレラの疫病神の家内侵入を防ぐ呪いである。ここにも蕃椒と杉は登場している。柴棟はどんなものか分からないが、柴を束ねて吊るしたのだろう。

明治一二年七月一九日の『東京曙新聞』によると、京都府中でコレラ除けとして「東京府下第一大区十八小区内八丁堀釣船清兵衛」と貼りだすことが流行したという。何か流行のきっかけがあったのだろうが、分からない。清兵衛さんという人が、コレラに感染したけれど、回復したということでもあったのかもしれない。

コレラ除けの呪いの「道具」にはいろいろあったようだ。八月二八日の『郵便報知新聞』が面白い例を伝えている。堺県下大和国俵本近在とあるが、当時堺県に含まれていた現在の奈良県田原本町でのことだろうか。コレラ除けのために各戸が軒先に磨き上げた出刃包丁を吊り下げることが流行したという。

男たちは農作業を正午までに済ませて、その後はコレラ退治に専念する。「午後一時より夜中まで幾度なく彼《か》の釣りたる出刃包丁を取り、家の巡《めぐ》り或《あるい》は往来をも振り回して悪病神を退治すると騒ぎ立《たて》る」というのだ。男たちが出刃包丁を振り回し、大声をあげている光景は鬼気迫るものがあるというべきか。あるいは、滑稽というか。しかし、当時の人々にとっては真剣だったのである。

コレラは狐憑き

狐憑《きつねつ》きという言葉がある。さまざまな異常な人間行動を狐の霊が憑依《ひようい》した結果と考えるのだ。日本人の民俗世界に深く根ざしている。狐憑きとされる異常行動は精神医学の研究対象でもあるが、異常行動の理由を「狐の霊が憑いた」とすることは迷信と言っていい。

コレラ流行時には、コレラ罹患を狐憑きとして、各地で狐の霊を払う祈禱を行ったり、百万遍念仏を唱えたりした事例が少なくない。コレラ除けの呪いというわけではないが、こうしたかたちでもコレラという未知の病気に対して、民俗世界の手持ちの知識が動員されたのである。一つだけ新聞報道を紹介する。愛知県をフィールドに丹念に疫病史を追究した渡辺則雄『愛知県の疫病史――コレラ・天然痘・赤痢・ペスト』（現代企画室、一九九九）が引く愛知県日色野村（現・豊橋市日色町）の事例である（明治一二年八月二二日『愛知新聞』）。

> 虎列刺病とは野狐の所為に相違なし。遠州春日山の雄犬をお迎へし一同狐狩せんと直《す》ぐ村内の若者が去る十七日出発せしかば、村内は雄犬お迎として豊川駅迄幟《のぼり》を立て笛を吹き太鼓を撃ち押出せしと。

「春日山の雄犬」がどういう存在なのか分からないが、幟を立てて笛や太鼓でお迎えするというのだから、村中大騒ぎだったのだろう。狐狩の成果についての続報はないようだ。

疫病神を追い出す「コレラ送り」

ここまで紹介してきたコレラ除けは、さまざまな呪いの「道具」を使って疫病神コレラの家内への侵入を阻もうとする戸々の家の営みだった。一方、集団によるコレラ除けも各地で見られた。むろん、コレラ祭と呼んできたものもそうした営みと言えないこともないのだが、「コレラ送り」と呼ばれる集団的なコレラ除けの行動は、しばしばコレラ祭とは異なる様相を見せる。

コレラ送りもコレラを疱瘡になぞらえた行為だった。疱瘡に悩まされた日本では、疱瘡を疫病神である疱瘡神の祟りと考えた。古くから各地で疱瘡神送りが行われた。疱瘡囃子《ばやし》や疱瘡踊を伴うこともあった。鐘・太鼓・笛を祭り囃子のように奏でて、土地の者が総出で村中を練り歩く。あるいは囃子に合わせて盆踊りのようにして踊る。疱瘡囃子や疱瘡踊の中には、今日、民俗芸能として保存されているものもある。

たとえば、鹿児島県薩摩川内市の入来《いりき》町の疱瘡踊は、同県の無形民俗文化財に指定されている。かつては疱瘡が流行したときに女性のみで、不定期に踊られていたもので、二百年以上前から伝承されているという。疱瘡神を打ち払うのではなく、神様として迎えて踊りで歓待し、神様の機嫌を取って速やかに他所へお引き取り願うというところに、民衆の疱瘡神の捉え方が単純ではなかったことを示していて、興味深い。

村民総出の練り歩きは、村境まで来て終わる。歓待して引き揚げてもらうか、大騒ぎして追い出すかはともかく、村に恐ろしい災厄をもたらす疫病神である疱瘡神を村の外に送り出す。これが疱瘡神送りである。

明治のコレラ流行時には、疱瘡神送りをなぞったコレラ送りが行われた。しかし、コレラ祭が村内で完結するものだったのに対して、コレラ送りは疫病神であるコレラを村の外に送り出すということだったから、しばしば境を接した隣り合った村との緊張を招いた。

虫送りとのつながり

ここまで、コレラ除けやコレラ送りが疱瘡神の観念を媒介にして行われたことを述べてきた。近代が始まったばかりの民衆の心の中になお、近代以前の伝統的な世界観ともいうべきものが生き続けていたのである。コレラ送りが村同士の緊張を招いた具体的事例にふれる前に、虫送りとのつながりを考えておきたい。ここにも、コレラに対峙した明治日本の民衆の中に生き続けていた民俗的伝統をうかがうことができるからである。

明治一五年（一八八二）七月上旬、コレラが多発した静岡県田方郡守新田村《もりしんでん》（現・函南《かんなみ》町）で、コレラ送りが行われた。七月二七日の『郵便報知新聞』がその模様を報じている。守新田村は「戸数僅かに十一二戸なるに去月中より本月六日までに感染者二十二人ありて其《その》内九人は死亡」したという。このままでは「終《つい》には一村の者悉《ことごと》く種族を勦絶《そうぜつ》（根絶やし）するの惨状にも至らんか」と考えたのは大げさではなかったろう。コレラは家族感染が多い。一家全滅というケースも少なくなかった。コレラ送りの背景には、こうした危機意識があったのである。

> 藁《わら》人形を作りて疫病神と称し、網代の輿《こし》に入れて戸毎に舁廻《かつぎまわ》りし後《の》ち、村外へ送り出すとて大勢の者が法螺貝《ほらがい》を吹立て鬨《とき》の声を上げて肥田村の境界まで送りゆき、其処《そこ》に藁人形を打棄て置きし。

藁人形というと、虫送りの行事を連想する人が少なくないと思う。虫送りは農作物につく害虫を追い払うために日本各地の農村で行われている民俗行事である。虫送りでは紙や藁で作った人形が登場することが多い。藁人形を先頭にたいまつを手にした村民が続く。

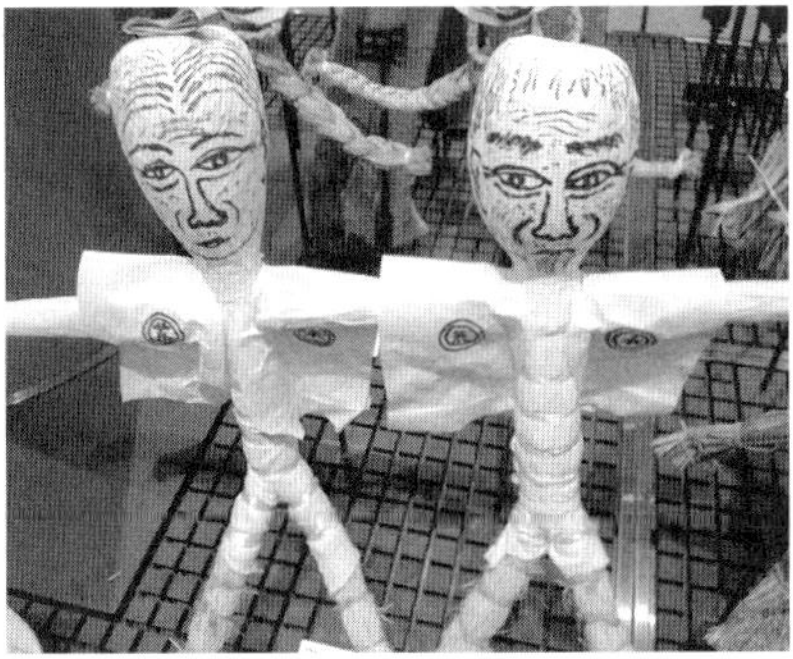

虫送りに使われた藁人形（国立民族学博物館所蔵）

太鼓などの鳴り物が加わることもある。村境まで運んできた藁人形は、そこで燃やすことが多い。川に流す場合もある。

虫送りは地域によって実盛《さねもり》送りなどと呼ばれる。実盛は『平家物語』に登場する平家方の武士・斎藤実盛である。源平合戦の際、乗っていた馬が田の稲株につまずいて倒れたところを源氏方の兵に討ち取られた。その恨みから稲に付く害虫（ウンカ）と化して、稲を食い荒らすようになったという。この伝承からウンカは実盛虫とも呼ばれた。実盛虫を追い払う。これが、実盛送りの名の由来である。

この伝承は虫送りが、虫による害を不幸な死を遂げた人の怨霊と考える御霊信仰とつながっていることを示している。虫送りに登場する藁人形は、悪霊の形代《かたしろ》なのである。その形代を村境まで運び、燃やしてしまう。コレラ送りの藁人形も疫病神コレラの形代だったにちがいない。

村境で乱闘騒ぎ

守新田村のコレラ送りは、藁人形を「網代の輿に入れて戸毎に舁廻り」とあるから竹か木を組んで作った輿に藁人形を載せて、数人で村内を担ぎまわったのだろう。ホラ貝が鳴り、鬨の声が響き渡る中、隣村の肥田村との村境に放り投げてきたというのである。藁人形を燃やすことはなかったようだ。だが、燃やさなかったことが、紛争の引き金になったかもしれない。

この直後、いままでコレラ患者が出ていなかった肥田村で患者が出る。肥田村では、「あの放り込まれた藁人形（疫病神コレラ）のせいにちがいない」と、こんどは自分たちの村で同じような藁人形を作り、コレラ送りをして、そのまま守新田村に乱入した。守新田村の村民が防戦すべく人数を集めようとしているうちに、肥田村の村民数十人が守新田村でコレラ患者が出た家を打ち壊し、数人を負傷させた。

コレラ送りをきっかけとした隣り合う村と村との紛争の行方は、新聞記事ではよく分からない。一時は相当に深刻化したと想像できるが、結局、仲裁者が出て和解したとしか書かれていない。記事は、例のごとく、「斯《かか》る騒ぎまで惹起《ひきおこ》すとは最《さい》と愚なる事にこそ」と、村民たちの「愚昧」を批判して、締めくくっている。

この守新田村と肥田村のコレラ送り紛争に先立つ三年前、コレラが大流行した東京でもコレラ送りをきっかけにした隣村間の紛争が起きている。このケースにはどうやら藁人形は登場しなかったようだが、両方の村が神仏を頼って、自分の村から疫病神コレラを追い出そうとしたことによって紛争になったものである。

明治一二年（一八七九）九月五日の『東京日日新聞』が報じるところでは、同月三日、東京府南葛飾郡中平井村（現・江戸川区、葛飾区）の者たちが、上小松川村（現・葛飾区）にあった大般若経《だいはんにやきよう》の経櫃《きようびつ》を担ぎ出し、「コレラを送れ。隣村へ送れ」と囃し立て村内を練り歩いた。大般若経は正しくは大般若波羅蜜多《はらみつた》経と言い、唐代の玄奘《げんじよう》三蔵が大乗仏教の基礎的教義が書かれている長短さまざまな「般若経典」を集大成した経典群である。全十六部六百巻に及ぶ。

ありがたい経文がたくさん入った経櫃ということで、これをコレラ送りの「道具」にしたのである。疫病神コレラを追い払う神力を経櫃に期待したわけだ。ほかの事例では、神輿を担ぎだしたものもある。神力という点では、こちらの方が分かりやすい。推測に過ぎないが、中平井村では神輿は持ち出せなかったのかもしれない。

こうした事態に「我が村に疫病神コレラを送り込まれたら大変」ということで、下平井村の者たちは、鎮守の杜にあった二人持ちの大きな獅子頭を持ち出して、中平井村に対抗して、コレラ送りを始めた。夕方、双方のコレラ送りは村境でかち合った。記事によると、その状況は、次のようだった。

此処《ここ》で囃《はや》し負た方がコレラを背負《しょ》ふのダ、負けるナ〳〵と互ひに喉の張切るゝも知らず、送れ〳〵と争ふうち、忽《たちま》ち石の投げ合いとなり、夫れより鋤鍬《すきくわ》の叩き合となりて追々人数も加はり既に双方の大喧嘩となる処を、早くも第六方面四分署から巡査が出張して取静められ、先づ〳〵五、六人の怪我人にて事済みたりと。

村の排他性

コレラ送りをきっかけとする、こうした村と村との紛争から読み取れるのは、村の排他性とも言うべきものである。コレラは怖い。自分たちの村から追い出したい。コレラ送りを行う村民たちの思いは、かかってここにある。何もコレラの蔓延を全般的に抑制したいと思っているわけではないのだ。「うちの村」に入ってこなければいい。きたとしてもさっさと退散していただきたいというわけだ。

「避病院」という場所について考えた第四章で、埼玉県北足立郡で起きた東本郷村騒動と中尾村騒動の違いを指摘した。東本郷村騒動では、自分の村に避病院が設置されることへの反対、つまり避病院そのものへの忌避だった。一方、中尾村騒動の場合、騒動の直接のきっかけは「うちの村」ではない浦和町からの患者移送だった。村の排他性はこうしたかたちでも現れるのである。そこには「うちの村」意識に加えて、コレラ患者そのものを排除するまなざしがあった。

ところで、ここで「村」と呼ぶのは、地方制度が整備され、合併などによって生まれる「行政村」以前の「自然村」である。そこでは人と人、家と家とのつながりが濃密で、生活共同体としてのまとまりが強く維持されていた。コレラ除けやコレラ送りに関連して、疱瘡神や虫送りにふれたが、これらの民俗行事もこうした村を単位に行われた。こうした民俗行事にも支えられて、「うちの村」意識は強化されただろう。

コレラ送りが村と村との紛争になってしまうのは、こうした村の排他性の故と言っていい。村の持つこうした側面が実に分かりやすく、かつ露骨に現れた事例が、明治一二年（一八七九）八月五日の『郵便報知新聞』に出ている。堺県志紀郡沼間村（現・大阪府八尾市）での話である。コレラ予防のため村境に竹垣を築き、出入りを禁止したというのだ。当然、村民も村の外に仕事に行けなくなる。そのため生活に支障を来す者には村の豪農などが援助しているという内容である。村の排他性が同時に生活共同体としての相互扶助にもつながることが分かる事例だが、村境を竹垣で閉じてしまうというのだから、尋常ではない。

しかし、これは決して例外ではなかった。堺県下河内国池の島村（現・東大阪市）の事例を明治一二年七月一九日の『郵便報知新聞』が伝えている。

「戸数が百三十戸のこの村では、コレラの死者が百三十五人も出ていた。小さな村は、いわばコレラ・パニックに陥っていたのだ。村中大騒ぎで農作業を休み、日々どうしたらいいものかという話し合いが続いていた。結局、次のように決まったという。

仮令《たとえ》何程消毒薬を用ゐるとも大坂（ママ）の者が疫病の種を持ち込むゆゑ根絶《ねだや》しは出来ぬ道理なりとて数人が交る／＼に竹槍或《あるい》は鋤鍬を携へ村界《さか》ひに張番なし若《も》し大坂の者が当村へ来らば往来を差止め聴《きき》いれざる時は打殺すべしと手配をなせし。

令和の時代の新型コロナウイルス禍では、どこやらの県で他県ナンバーの車が入ってこないように「検問」したという話があったが、こちらは竹槍まで持ち出しているのだから、相当に物騒だ。そこでは、共同体として村の存続の危機が意識されている。

「印づけ」を拒む人々

村の排他性は、「うちの村」が一枚岩として存在することを前提にしている。どの家も等しく「うちの村の家」であり、だれもが等しく「うちの村の人間」である。だが、そこに一枚岩を崩す異物が生まれたとき、どうなるか。ここで、異物はコレラ患者である。

新潟県のコレラ騒動についてふれた際、「コレラ発生の家は縄を引廻し七日間交通遮断で、巡査が腰かけて出入者を誰何し、この家にコレラアリと黄色い木綿の旗を建て」たという古老の回顧を紹介した。

文化人類学者の波平恵美子が指摘するように、これは、「コレラという病気」と「コレラ患者が発生した家」を異物として特別な「印づけ」をする行為にほかならなかった（『病気と治療の文化人類学』海鳴社、一九八四）。避病院移送に反対するコレラ騒動は、同質性が高い社会における「印づけ」を拒否する意識を背景にしていたと言えるだろう。伝統的な生活共同体としての側面を強く持つ地域では、異物＝コレラ患者を排除することなく、むしろ抱え込むことを指向していたとも言える。

波平は、江戸時代の感染症についてふれている。滝沢馬琴は、孫二人が疱瘡に罹ったときの周辺の様子を克明に日記に残しているという。見舞客がひっきりなしに訪れ、品物を届けてくる。患者を抱えた家では見舞客を接待する。初期の危機的な病状を脱すると、見舞いの返礼に赤飯を作って快気祝いとして配る。こうしたふるまいが感染を広めることになったことは明らかである。だが、ここには疱瘡患者を異物として排除するまなざしはない。疱瘡患者を集落から離れた小屋などに隔離する地域がなかったわけではないが、全国的にみると少ないという。

各地で起こったコレラ騒動や、さまざまなかたちで広く全国で行われたコレラ祭は、明治一二年の大流行時に集中的に見られた後、同年の大流行に匹敵する惨禍となった明治一九年に何件か起きた程度である。この間、民衆とコレラの関係にどのような変容があったのだろうか。政府は、そこでどのような役割を果たしたのだろうか。

第六章　コレラを制圧する——公衆衛生という立場

緒方洪庵『虎狼痢治準』

ヨーロッパの医学には古代ギリシャのヒポクラテス以来、疫病のように突然発症する病気の原因を、土中に埋まった死体その他腐敗した物質から生じる毒気である瘴気《しょうき》に求める考え方があった。その理論は、体力がある程度以下に下がった人間が瘴気に当たると、病気を発症するというものである。コレラについても、こうした考え方が有力だった。

日本でも文政五年（一八二二）に最初のコレラ流入を経験した際には、蘭方医の間では瘴気説的な考え方が有力だったようだ。しかし、安政五年（一八五八）に至って初めて本格的にコレラの洗礼を受けた際には、すでにある種の「病毒」によるものとの理解が定着していたと思われる。

安政コレラの惨状を前に、緒方洪庵が『虎狼痢《コロリ》治準』を著したのは、安政五年八月である。大坂・適塾で蘭学と蘭方医学を講じていた緒方は、家蔵していた西洋の三つの医学書を参考に自身の治療体験も加えて、この本を極めて短期間に書き上げ、百部を医師たちに無料で配布した。コレラの治療法の標準を示そうとした著作である。緒方は当時、日本人としてもっとも西洋医学に通じていた医師であり、使命感があったのだろう。疱瘡（痘瘡、天然痘）を予防する種痘の普及についての緒方の功績はよく知られているが、コレラについても先駆的な取り組みをしたのである。ちなみに、『虎狼痢治準』の書名については、オランダ語の病名などを挙げた後、コレラの「恐ル可《べ》キコト実ニ虎狼《おおかみ》ノ如《ごと》シ」として、この字を一般に使われている「コロリ」という言葉に当てたと書いている。

実際の臨床現場で役に立つマニュアルを目指して書かれたものだから、コレラの病因論的記述はほとんどない。ただ、冒頭に、幕府の御典医・松本良順が長崎滞在中にオランダ人医師ポンペから聞いた話を次のように記している。

当今流行ノ「コレラ」ハ亜刺吡亜《アラビア》地方ヨリ起リ来ル病ニシテ六月頃支那ニ於《おい》テ盛《さかん》ニ流毒セシコト已《すで》ニ亜墨利加《アメリカ》英吉利《イギリス》等ノ説ク所ニ因《より》テ詳《つまびらか》ナリ。総《すべ》テ此《かく》ノ如キ雰囲気中ニ含有セル流行毒ハ其道ヲ執《と》ルコト猶《なお》颶風《ぐふう》ノ如シ（「雰囲気」はここでは「大気」を指す。颶風は強く激しい風のこと）。

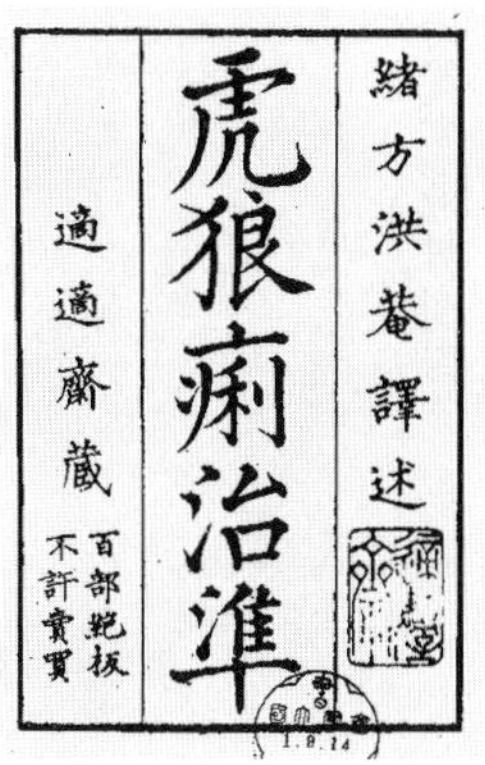

緒方洪庵『虎狼痢治準』（国立国会図書感所蔵）

ここでは当然「コレラ菌」という存在は知られていない。「雰囲気中ニ含有セル流行毒」もコレラは空気感染ではなかったから、正しいとは言えない。だが、ポンペは「流行毒」による急性疾患であることを認識しており、緒方もそのように理解していたのである。

治療については、ポンペが行ったキニーネとアヘンの調剤方法などをくわしく紹介している。しかし、西洋医学が有効な治療法をいまだ見出していなかったのだから、それを祖述した『虎狼痢治準』がコレラ患者の治療に役立つものだったかどうかは疑わしい。

治療から隔離・消毒へ

明治一〇年（一八七七）以降、近代になってからのコレラ流行に対しても、有効な治療法は見つからないままだった。しかし、コレラという感染症に対する認識は相当に深まっている。明治一〇年に公布された「虎列刺病予防法心得」付録の「消毒薬及其方法」にももう一度注目したい。その前文で、コレラの発症と流行の理由は「未ダ明了ナラズ」としながら「其病毒ノ特ニ患者ノ吐瀉物ニ舎《や》ドレルコトハ諸説ノ一定シテ復《ま》タ疑ヲ容《い》レザル所ナリ」と断定的に述べている。その上で、石炭酸を使う消毒法の重要性を指摘し、具体的に排泄物・衣服夜具・家具・書籍新聞紙など、対象物別に詳しい方法を記している。

コレラを発症する理由を病毒への感染と理解している。病毒に汚染された飲み水、食物が感染の媒体になることも指摘されている。この点について、先に政府は西欧のコレラに対する先端の知見を十分に消化して、防疫・治療体制を展開しようとしていたと指摘した。しかし、思えば、「防疫・治療体制」という言い方は正確ではなかったのだ。

コレラの流行の速さ（先に引用した『虎狼痢治準』には「颶風ノ如シ」と表現されていた）と致死率の高さは、従来の病気治療という概念を無効にした。有効な治療法がない中、政府はコレラ流行に対処する道として、患者の隔離と「病毒」に対する消毒を徹底する防疫体制の構築を目指す。

「衛生」の発見

明治新政府の岩倉使節団を乗せた米国太平洋郵船会社の蒸気船「アメリカ」は、明治四年（一八七一）一一月一二日、横浜港を一路米国サンフランシスコに向けて出航した。一行は、特命全権大使の岩倉具視以下、使節、随員、留学生を含めて八十人余り。随員の一人に長与専斎がいた。

長与は、天保九年（一八三八）生まれ、数え年三十四歳だった。随員の中では比較的年長である。長崎・大村藩の藩医の家に生まれ、大坂で緒方洪庵の適塾に学び、さらに長崎の医学伝習所でオランダ人医師ポンペのもとで西洋医学を修める。岩倉使節団に加わる前は、長崎医学校（長崎大学医学部の前身）で教えていた。

岩倉使節団の随員として長与に課せられていたのは、医学教育の調査だった。長与は、米国各地で、サニタリー（sanitary）、ヘルス（health）という言葉を耳にし、ヨーロッパに渡った後、ベルリンで、ゲズントハイツプレーゲ（Gesundheitspflege）という言葉を知る。後年、長与は自伝に次のように書いている（長与専斎「松香私志」『松本順自伝・長与専斎自伝』平凡社東洋文庫〈一九八〇〉所収、原著は一九〇二年刊行）。

（これらの語は）幾度となく問答の間に現われたりしが、初めの程はただ字義のままに解し去りて深くも心を留めざりしに、ようやく調査の歩も進むに従い、単に健康保護といえる単純なる意味にあらざることに心付き、次第に疑義を加え、ようやく穿鑿《せんさく》するに及びて、ここに国民一般の健康保護を担当する特種の行政組織あることを発見しぬ。（傍点は引用者、以下同じ）

帰国後、長与は文部省医務局長に就任し、東京医学校（東京大学医学部の前身）校長を兼務した。岩倉使節団では医学教育の調査が本務だったが、欧米での見聞によって長与は医学にかかわる行政こそ重要であることに気づく。「一旦心付きたる上からは十分に詮索を遂げ本邦に齎《もた》らして文明輸入の土産となすべし」と考えたのである（前掲「松香私志」）。

明治七年（一八七四）八月、医学・医療・薬事全般に関わる総合的な法令である「医制」が発布される。長与はこの起草過程で、自らが欧米視察で発見した行政組織を「衛生」と名付ける。現在、「衛生」はドイツ語のHygieneの翻訳語とされることが多いが、「命名者」の頭にはHygiene以外に先にあげた三つの言葉もあったようだ。

文部省医務局は明治八年、内務省に移管される。この際、医学教育の分野は医務局から分離されたこともあって、長与は医務局を衛生局に改称することを申し出た。医制で「衛生」を使った延長である。初代内務省衛生局長は、むろん長与である。以後、彼は近代日本の衛生行政を牽引していく。

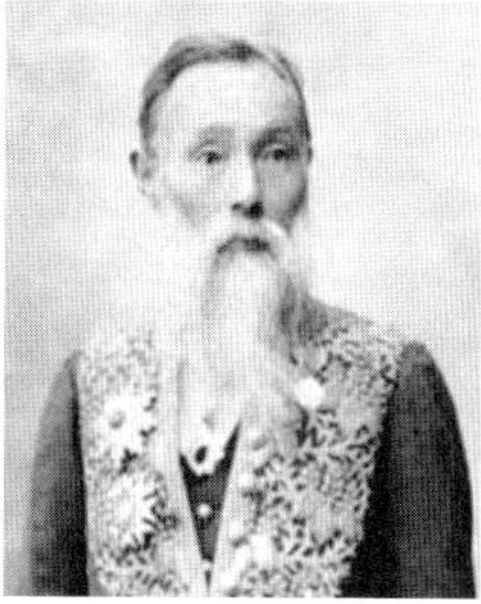
長与専斎

長与によると、「衛生」という言葉は、中国の古典『荘子』にある「衛生之経」から取ったという。本来は「生命を安らかに保つ方法」といった意味である。

「生命を安らかに保つ方法」にあたる言葉としては、日本で古くから使われていたのは「養生《ようじょう》」である。辞書的な意味は、「生命を養うこと」になるだろう。「衛生」と重なるように思える。

日本最初の和英辞書であるヘボンの『和英語林集成』

の慶応三年（一八六七）刊行の初版では、health, Hygiene の訳語として「養生」を採用していたが、明治一九年（一八八六）の第三版では、訳語が「衛生」になっている。「養生」は個々人の問題であるのに対して、「衛生」は個々人を超えた社会全体が視野に入っている。欧米の医療行政に学んだ長与は「衛生」という言葉を選択することで、健康は単に個々人の問題であるだけでなく、国家を統治する行政の対象であることを明確にする意図があっただろう。個々人を超えた問題領域がある以上、衛生行政の課題は、常に「公衆衛生」というかたちをとった。

歩み始めたばかりの近代日本の衛生行政が直面したのが、コレラ流行を制圧すべく、いかに公衆衛生を確立するかという課題だった。

啓蒙される人々

明治一〇年（一八七七）に公布された「虎列刺病予防法心得」は付録の「消毒薬及其方法」を含めて、患者の隔離と消毒の徹底という点で、コレラの防疫対策としての面だけを捉えれば適切なものだった。隔離はまずは政府側の役割だった。その末端で多くの仕事を巡査が担ったことはすでに述べた。消毒も巡査がコレラ流行地や患者宅とその周辺に石炭酸を散布した。

しかし、公衆衛生は、政府の側だけで完結できる領域ではない。国民国家を担う国民として個々人にも責任が課せられることになった。明治期の最初の流行からわずか三年、明治一三年（一八八〇）九月、政府は「伝染病予防心得書」を布達した。コレラなどの「伝染病」を予防する生活をする「心得」を説いたものである。養生は、なるほど個々人の問題だった。これに対して、公衆衛生は行政の課題であると同時に、「健康に生きる（病気にかからない・感染症に感染しない）生活」を個々人に要求するものだった。「心得書」は、清潔法・摂生法・隔離法・消毒法の四つについて、最初になぜそうしたことが必要かをそれぞれ次のように簡単に説明している。

一、清潔法　病毒ノ萌動及ビ蔓延ノ因ヲ除却スルニアリ
二、摂生法　各人体中有スル所ノ感受性ナカラシムルニアリ
三、隔離法　病毒伝播ノ媒介ヲ隔離スルニアリ
四、消毒法　伝染病毒ヲ消滅スルニアリ

隔離法は特に説明の必要はない（もっとも避病院への隔離ではなく、自宅で療養する場合を考えると、ここにも個々人の生活の仕方への要求があるわけだが）。重要なのは、残りの三つ

である。

清潔法は、「伝染病病毒」がいきなり人体に入ってくるわけではないという病理的な説明の後、次のように説いている。

> 故ニ土地ノ不潔ハ伝染病ヲ蔓延セシムルノ媒介タリ。是ヲ以テ其病発生スルトキハ必ズ家屋ヲ清潔ニシ、溝渠《こうきょ》、芥溜《ごみため》、厠圊《かわや》等ノ汚物ヲ掃除セザルベカラズ。是《これ》清潔法ヲ要スル所以ナリ。

コレラについては特に「清潔法」の実施が重要であることを指摘し、具体的な方法を十カ条にわたって、微に入り細に入り記している。たとえば、「糞壺若クハ桶ヲ堅牢ニスベシ」として、「糞屎ヲ汲取リテ之ヲ充満セシムベカラズ。殊ニ衆人群集スル所ノ厠圊又井水若クハ水道近傍ノ厠圊ノ如キハ最注意ヲ加フベシ」といった具合である。

次に、摂生法。「凡ソ人強健ナルトキハ病毒ノ侵襲ヲ拒《ふせ》グベキノ機能ヲ有ス」として、現代風に言えば、免疫力アップの勧めである。過度の労働や食事の不良・不足がよくないと説く。コレラについては次のような具体的な記述もある。

平生飲食不節或ハ不良ニシテ腹胃之ガ為メニ些少ノ損害アルトキハ虎列刺ノ侵襲ヲ受ルガ如キ等ヲ以テ証スベシ。

消毒法は「伝染病毒ヲ消滅スルニアリ」というだけに、ほかに比べて詳しいが、「虎列刺病予防法心得」の「付録」にあった「消毒薬及其方法」を超える内容はない。ただし、「消毒薬及其方法」に比べて、患者及看護人等・死体及排泄物等・衣服、臥具等・家屋、船舶等といった項目に整理されていて、実践的なマニュアルとしては便利だっただろう。「心得書」は総じて言えば、公衆衛生の担い手である国民一人一人に、日常と身体の規律化を求めるものだった。各地で行われたコレラ予防を啓蒙する場では「心得書」をもとにした「テキスト」が作られただろう。明治一二年のコレラ大流行時にコレラ騒動が頻発したのを受けて、翌年九月、政府はこの「心得書」を作成した。公衆衛生を確立するためには、「頑迷固陋《ころう》な人民」を啓蒙することが喫緊《きっきん》の課題だったのである。

町村に衛生委員を置く

こうした啓蒙の一方、政府は衛生行政の整備を大急ぎで進めていった。明治一二年（一八七九）一二月、政府は全国的な衛生行政の構築に着手する。この年のコレラ大流行の終息がようやく見えてきた時期である。

まず、明治一三年、地方における衛生行政の仕組みを明確化する政策が「府県衛生課事務条項」として内務省から各府県に示された。それまで学務課に併設されていた衛生担当部局を衛生課として独立・昇格させた。

さらに町村に対しては「町村衛生事務条項」を布達し、町村に衛生委員を設置するように定めた。町村の衛生委員の数は町村の規模によって違ったが、一般的な町村では二人だったようだ。衛生委員のほかに衛生委員の仕事を補助する補員を置いた場合もある。衛生委員の一人は戸長が任命され、残り一人は該当町村居住の戸主を選挙人・被選挙人として公選された。

町村衛生委員は、コレラ予防をはじめとした地域における衛生行政において大きな役割を担うことになる。内務省が各府県に宛てた布達には、「町村内ニ於テ実際人民ニ接シ世話致シ候者之ナクテハ日常民間ノ実況ニ就キ行ハレ兼《かね》候場合モ少カラザルニ付」と、衛生委員を設ける理由を説明している。とりわけ、戸長の役割が大きかった。

ここで簡単に戸長という存在についてふれておこう。政府は、明治四年（一八七一）四月に戸籍法を制定した際、七、八カ村を「区」とし、戸籍を区単位で管理することにした。各区に置かれたその責任者が戸長（副戸長を置く場合もあった）である。実質的には旧来の庄屋・名主にあたる。翌明治五年四月には庄屋・名主などの呼称を全面的に廃止し、戸長・副戸長に統一した。

同年一〇月、旧来の郡・町・村の行政区分に代わって大区小区制を導入し、大区に区長、小区に民選による戸長・副戸長を置く。戸長・副戸長は従来の戸籍管理以外に政府の行政政策全般の実施にあたることになった。

さらに、大区小区制が住民に定着しない中、明治一一年（一八七八）の郡区町村編制法で旧来の郡・町・村が復活し、町村（小規模町村では複数の町村単位）ごとに民選の戸長を選ぶことになった。戸長が行政事務を行う戸長役場も設置される。明治一七年（一八八四）には戸長は知事の任命による官選に切り替わる。そして、明治二一年（一八八八）以降に導入される市制・町村制により、その名称そのものも消える。

ここで注意したいのは、明治一三年以降、整備されていく地方の衛生行政で町村衛生委員として大きな役割を与えられた戸長は、曲がりなりにも「村民（町民）の代表者」だったことである。もう一人の町村衛生委員も戸主による公選だった。戸主は戦前の旧民法まで生きていた言葉だが、ここでは要するに一戸（家族）における家長である。つまり、「住民の代表者」である戸長と戸長を補佐する「住民代表」が地域の衛生行政を担ったのである。

すでに明治一二年七月に中央衛生会が設置されていたが、以後、各府県にも地方衛生会ができる。地方衛生会は中央と連携して府県レベルの衛生法規や通達を審議する機関である。町村衛生委員は、医師、府県会議員、県衛生課長らとともに地方衛生会のメンバーとなる。

戸長という存在

こうした急ピッチの衛生行政整備の背景に、明治一二年（一八七九）におけるコレラ騒動の頻発があったことは間違いないだろう。「伝染病予防心得書」などを通じて民衆の啓蒙を進める一方、日々のコレラ予防活動を地域で具体的かつ強力に実践することが求められた。そこでは、騒動を起こさないようにすることが重要な課題の一つだったはずだ。その実践者に選ばれたのが戸長を含む町村衛生委員だった。

戸長は旧庄屋・名主など地域の名望家が選ばれることが多かった。農村で言えば、上層農民であり、地域において下層農民とは階層的に区別される存在だった。とはいえ、戸長は住民に信認された存在であり、何よりも、村の排他性を論じた際に使った表現で言えば、「うちの村の人間」だった。町村衛生委員に任命される以前にも戸長ないしは戸長層は、コレラ騒動が起きた際、騒動を起こす村民たちを説諭する立場にいた例が多い（近隣の村々を巻き込んだ埼玉県・東本郷村のコレラ騒動で戸長層が加わり、処罰を受けたのは例外的なケースだろう）。

戸長は、こうした騒動時の説諭以外にも、従来から地域共同体のリーダーとしての役割をさまざまなかたちで果たしてきた。衛生委員制度は、そうした戸長を、あらためてコレラ予防体制の中に制度的に位置づけるものだった。

明治一三年七月、政府が「伝染病予防規則」を公布する前後、各府県では同規則の施行細則的な規定を定める。そこでは、戸長（衛生委員）の仕事が大幅に増えた（山本志保「明治前期におけるコレラ流行と衛生行政――福井県を中心として」『法政史学』第五六号、二〇〇一）。コレラ患者発生の連絡を最初に受ける。速やかに患者宅に赴く。吐瀉物の処分、罹患者と健常者との区別、患者が発生した家での「病名貼付」や交通遮断などを行う。予防消毒法を説諭する。所轄警察署へ報告する。これらは従来、検疫委員にのみ限定されていた業務である。

さらに注目すべきは、交通遮断に伴う患者家庭への生活支援、避病院・仮病室の設置、死者の排泄物等の運搬人夫の決定、埋火葬場の選定といった町村全体に関わる業務は、各町村の協議に任されたことである。戸長（衛生委員）は、当然その協議を主宰した。

戸長をコレラ予防の前面に押し出した、こうした政府の〝戦略〟は、地域の衛生に関わる諸問題を自治的な活動に委ねたという意味では、草の根の防疫策と呼べよう。もっとも、政府の側に確かな〝戦略〟があったかどうかは疑わしい。むしろ、財政難の中、当面活用できる人的資源として戸長層が結果的に浮上したというのが実際だったかもしれない。とはいえ、繰り返して言えば、戸長は、住民にとって、「よそ者」ではない。巡査や検疫医が乗り込んでくる場におけるこうした人間の存在は、一つの緩衝材になったと思われる。

明治一二年に各地でコレラ騒動が頻発した後、コレラの大流行が見られたのは明治一五年、一九年の二回である。なかでも明治一九年は一二年の大流行と同じ程度の患者と死者を出した。だが、大規模なコレラ騒動は、明治一五年九月に起きた福島県行方郡の騒動以外はない(十、十一ページの表3参照)。

明治一三年以降に展開された民衆への啓蒙と町村衛生委員を軸とする政府のコレラ対策は、実際にコレラを予防することに成功したとは言いがたいが、明治一二年のようにコレラ騒動が頻発する事態を抑え込んだことは明らかである。

「自治衛生」の挫折

この時期の政府の衛生行政を主導したのは、内務省初代衛生局長として衛生行政の構築に大きな足跡を残した長与専斎である（衛生局長在任は明治二五年〈一八九二〉まで）。長与には「自治衛生」とも言える明確な考え方があった。岩倉使節団で衛生行政に開眼した後、長与は明治九年（一八七六）、万国医学会に際して渡米し、各地を視察した。ここでの見聞が彼の「自治衛生」の理念を確かなものにした。米国からの帰国後、長与は大久保利通内務卿に長文の「衛生意見」を提出した（『大久保利通関係文書』）。そこで、彼は、衛生行政における政府の役割について、次のように述べている。

親シク人民ノ生産活業ニ関渉《かんしよう》スルモノニシテ各地風俗人情ノ異同ニヨリテ一槩《いちがい》ニ拘束スベカラザルノ情勢アルガ故ニ随時ニ衛生局ヲ設ケ便宜施行セシメ而《しか》シテ政府ハ其要領ヲ統括スル而已《のみ》……

政府ノ主旨ヲ確認シ地方ノ情況ヲ酌量《しやくりよう》シ周旋施行スルニ非《あら》ザレバ啻《ただ》ニ其益ナキノミナラズ或ハ繁冗《はんじよう》苛察《かさつ》ニ渉リ反《かえつ》テ人民ノ困惑ヲ招クノ恐レアル……

要するに、政府が一律に上意下達の政策を押し付けるのではなく、各地方の実情にあった政策を行うことが重要だというわけだ。

こうした「自治衛生」の理念に基づく衛生行政の展開は長くは続かなかった。その象徴的出来事は、明治一八年（一八八五）の町村衛生委員の廃止である。それに先立ち、戸長は前述のように、明治一七年、知事による官選になっていた。一方、明治一九年に公布された地方官官制は、警察署の監督事項の一つとして、「伝染病予防、消毒、検疫、種痘」などを挙げた。これによって、コレラなど感染症予防も警察の職務になった。衛生警察が名実ともに誕生したのである。

明治一〇年、近代最初のコレラ流行時から実際には警察（巡査）がさまざまな場面で前線に立って防疫にあたっていたことは、すでに述べた。それゆえにコレラ騒動では巡査は住民の標的にもなったのである。明治一三年以降、長与専斎の「自治衛生」の理念を背景に生まれた町村の衛生委員の存在は、コレラ騒動のような「官」と「民」との衝突を未然に防ぐ役割を担った。だが、「自治衛生」は頓挫し、長与が「警察的武断的政略」と呼んだ状況が生まれる。むろん、コレラの周期的流行が収まるまでには、さらなる時間が必要だったものの、コレラ騒動やコレラ祭は次第に過去の物語になっていったのである。

なぜ、「自治衛生」の試みは挫折したのか。なぜ、「警察的武断的政略」へ「転換」したのか。こうした問題は、近代日本の総体を考えるとき、重要な論点だろう。だが、それは明治日本のコレラ体験を主題とする本書の射程を超える。本章の最後に、コレラ予防に清潔と消毒を強調する公衆衛生がもたらした人々のまなざしの変容について考えたい。

新聞に連日、患者数・死者数

明治一二年（一八七九）、コレラ大流行が続いていた時期の新聞を見ると、連日、コレラに関する記事がいくつも載っている。ここでは、『朝日新聞』（大阪発行）をのぞいてみよう。

いくぶん流行が下火になってきた八月一四日の紙面を見る。一面の最初は「大阪府録事」。大阪府が発した布達類が並ぶ。この日は「天第二百四十三号」から「天第二百四十五号」までと「地第百四十六号」の四つが載っている。「天」は、一般的な布達で、「地」は郡区役所宛ての布達。ほかに学事行政に関する「学」などもある。この時期の新聞はどれもそうだが、こうした「官報」的な記事が最初に掲載されている。「天」の三つはいずれも「虎列刺病流行」に関するものである。

「天第二百四十三号」は、次のような内容である。

虎列刺病流行に付《つき》遊戯場　幷《ならびに》定席等の類は総《すべ》て営業差止置　候　処《さしとめおきそうろうところ》数日間休業目下難渋の趣にも相聞　候　付《あいきこえそうろうにつき》自今一分区内一　周（ママ）間患者無之《これなき》場所は詮議の上営業差　許　可《さしゆるしもうす》申《べく》、尤《もっとも》病勢再燃を醸《かも》し候ては不相成《あいならざる》義に付予防方法等明細相　認《あいしたため》、願書に副可差出《そえさしいだすべし》、此旨市街幷に接近郡村へ無洩《もれなく》相達候事。

コレラ流行で遊戯場や寄席などは営業禁止になっていたが、数日間の休業で難渋していると聞く。一週間コレラ患者が出ていない区域では営業を許す。ついてはまた流行が再燃すると困るので、予防法などをきちんと添え書きした願書を出しなさい――コロナ禍の今日、何か既視感のする記事ではないだろうか。

「天第二百四十四号」は、コレラ流行地から来る船舶は二十四時間上陸を差し止めるという鹿児島県の通知を告知した内容である。コレラは感染するとすぐに下痢などの症状が出る。二十四時間、上陸を差し止めれば、患者の流入を防げるということだろう。

最後の「天第二百四十五号」は、まさに今日のコロナ禍の新聞を見ているような内容だ。「昨十一日虎列刺病患者別表の通り候」として、新しい患者について、「市街」「接近郡村」に分けて詳細な数を掲載している。「市街」は「四十五人内十七人死亡二十八人施療中」、「接近郡村」は「八人内一人死亡七人施療中」である。「遠隔郡村」と「大阪鎮台」を含めた累計の数も合わせて載せている。「七千五百五十三人内千四百人全治五千八百五十九人死亡二百九十四人施療中」とある。ちなみに、致死率は七七・五パーセント。驚くべき高さである。

この統計データは、大阪府が発表したものだが、この日の二面には「一昨十二日午前六時より昨十三日午前六時迄流行病に罹りし者」として、大阪市内の東・西・南・北の各区と「接近郡村」の状況を速報している。総計は、この間の新しい患者は三十二人、うち死亡十一人、以前の患者でこの間に死亡した者十二人、全治十二人となっている。

同じ二面には、「新潟県の人民は此程処々に集合し乱暴狼藉なす由何故にや」と紙面にしてわずか一行の記事も載っている。本書の第三章で取り上げた新潟県のコレラ騒動のことである。しかし、読者にはコレラ流行をめぐってなにやら暴動が起きているらしいということが推測できただけだっただろう。

明治一〇年代、新聞の発行部数はごく少ない。後に東京にも進出する『朝日新聞』は、明治一二年一月に創刊し、急速に部数を増やしていたが、それでもこの時期、一日の発行部数はおそらく二万部に達していなかっただろう。その意味で、新型コロナウイルスについての情報が、さまざまなメディア（とりわけテレビの情報番組）を通じて洪水のように流れている現代とは情報環境はまったく違う。だが、テレビはむろん、ラジオもなかった時代、情報媒体として新聞は発行部数では測れない影響力を持っていた。連日、患者の数、死者の数などを伝え、コレラ流行の状況について関連記事がいくつも載った新聞は、人々に「虎列剌病」の恐ろしさを実感させるものだったのである。

「患者多発地」を地図で示す

そうした中、八月一四日の『朝日新聞』に載った次の記事に注目したい。一面四段目（最下段）の短い記事である。以下は、その全文。

当府下各警察署の門外へ今般府下市郡流行病実地の絵図面を掲げ諸人へ縦覧をさせらるとの事。

実は、この記事は八月二日の一面に載った記事の続報と言えるようだ。その記事もごく短い。

府庁にて府下一般の大絵図を調製せられ各警察署へ一枚宛《ずつ》配与せられしが警察署にては其図へ流行病の有る地と無き地とを記して居《お》らると。

二つの記事を総合すると、大阪府が用意して各警察署に配った「大絵図」に各警察署が管内のコレラ患者発生の状況を書き込んだものが「実地の絵図面」と考えていいだろう。

「実地の絵図面」は、たとえば、地図の上にコレラ患者が出た場所をポイントとして示したものだったのではないかと想像する。絵図面を見れば、どの町・村のどこの地域でコレラ患者が多く出ているかが分かる。つまりコレラ患者多発地が可視化されるわけである。『明治十九年虎列刺病流行紀事』に「東京全図」と「大阪市街全図」が収録されていて、地図上に患者発生個所が小さな黒い点で示されている。記事にある「実地の絵図面」はこうしたものだったのだろう。

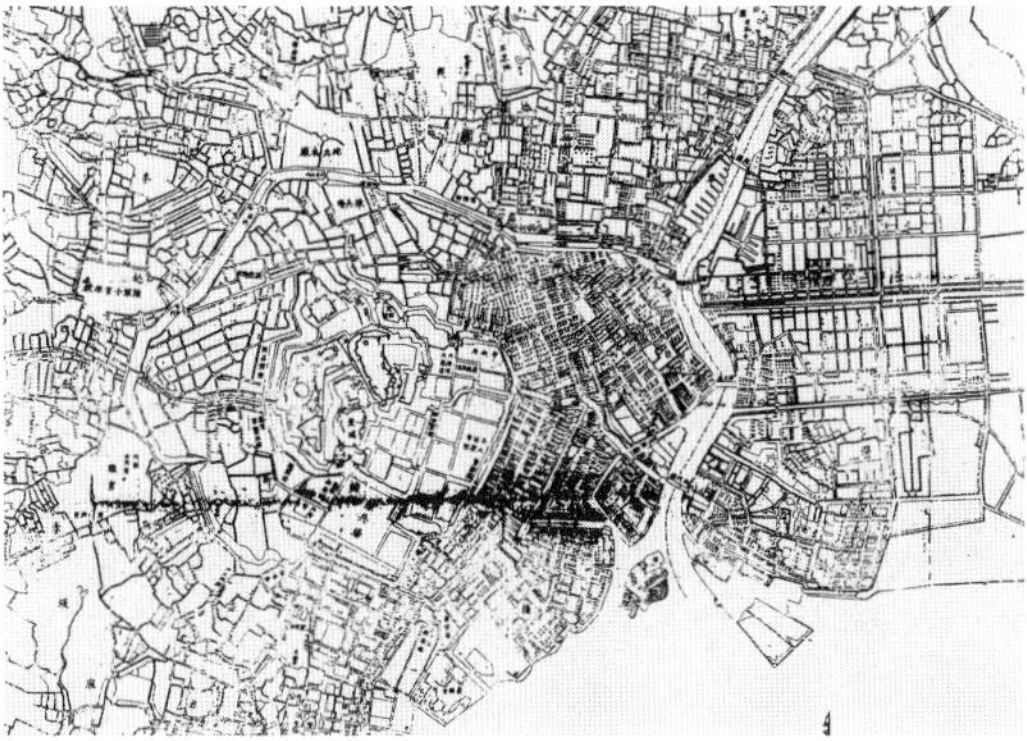

『明治十九年虎列刺病流行紀事』に収録されている「東京全図」（一部）。コレラ患者居住地を黒い点で示している

新聞報道によって直接あるいは間接に「虎列刺病」の恐ろしさを実感していた人々は、警察署の前に貼りだされた絵図面によって、「そうか、このあたりがコレラが流行している怖いところなのだ」と具体的な場所を認識することになる。

改めて述べると、コレラは毒性を持つコレラ菌が口から体内に入って発症する感染症である。コレラ菌は、患者の吐瀉物や便に大量に含まれ、これらに汚染された水や食物などを通して人の体内に入る。屎尿は下肥として使われていたから、この経路からもコレラ菌が体内に入ることがあった。近代に走り出したばかりの日本では、下水道はまだまったく整備されていない。飲料水を川水や共用の井戸に頼る地域も多かった。コレラ予防のために清潔と消毒が強調された所以である。

こうした状況の中、近代的な上下水道はともかくとして、それなりに清潔な住空間と環境を備えた生活を送る人々がいた一方、清潔とは程遠い環境の中で生活する人々もまた少なくなかった。彼らはしばしば貧民あるいは細民と呼ばれた。貧民が集住している地域が「貧民部落」とされた。

同じような地域は全国各地に存在した。とりわけ、明治以前からの長い歴史の中で形成された東京、大阪、京都といった「大都市」や神戸のように急速に発展しつつあった都市において、そうした存在は顕著だった。近代化に伴う人の移動によって、これらの地域が新たに形成されることもあった。

コレラの感染メカニズムからみて、こうした地域において感染リスクが高いことは明らかである。先の新聞記事にあった「実地の絵図面」が可視化したのは、こうした「貧民部落」だったはずだ。コレラ予防の最大のターゲットもそうした地域に設定された。

格差・偏見・差別

明治二三年（一八九〇）七月二五日に開かれた大日本私立衛生会臨時常会で、海軍軍医大監察・実吉安純《さねよしやすずみ》が行った講演の結論は、次のようなものだった（小林丈広、前掲書による。出典は『大日本私立衛生会雑誌』第八六号、一八九〇）。

> 虎列拉病の発生するは重《お》もに貧民即ち生活の度低くして、狭隘《きょうあい》の家屋に住し、卑湿の土地に居り、粗衣粗食に甘《あまん》ずる者に於て発生する者なれば、それ等の者の住する土地を目的として専《もっぱ》ら清潔法を行はんとの準備なり……虎列拉予防法として最注意すべきは土地の清潔法、是なり。

コレラの「患者多発地」について言えば、実吉の認識は間違っていたわけではない。だが、その認識から導き出された「土地の清潔法」への専念はコレラ予防策として見れば、付け焼刃に過ぎなかった。

コレラ予防の抜本的な方策は本来、こうした地域の環境そのものの改善を目指すべきだろう。下水道は難しかったとしても、清潔な飲料水の確保から排水溝の整備まで、社会資本《インフラストラクチャー》というべきものの拡充が必要だった。さらに言えば、実吉が「生活の度低くして」と語る「生活の度」を改善する政策が求められるはずだろう。広い意味での社会政策の分野である。

近代国家を目指して走りだして間もない明治新政府は、財政難に直面していた。コレラ予防として社会資本の拡充や社会政策が必要であることは、政府もそれなりに認識していただろう。だが、消毒用の石炭酸の購入、避病院の建設、さらに巡査の増員など当面のコレラ予防にも相当の出費が必要だった。

『明治十九年虎列刺病流行紀事』に「虎列刺病予防諸資金金額員数表」が収録されている。府県別になっていて、一番多い東京は、国庫費六万三千九百十円、地方税二十一万一千七百五十九円、協議費一万九千四百五十円、寄付金一万四千二百二円で、総計三十万九千三百二十一円とある。

協議費がどういう性格のものか分からないが、地方税が国庫費の三倍以上もあり、寄付金も相当額になっていることが目に付く。全国の各金額の総計は、百九十万四千五百十五円（国庫費だけでは、三十万千九百三十九円）である。

ちなみに、明治一九年度の国の歳入予算は七千四百六十九万五千四百十五円。国庫からのコレラ予防の出費は相当に抑え込まれていたことが分かる。

「土地の清潔法」は、実吉のいう「それらの者（貧民）の住する土地」を対象にした「不潔の排除」である。具体的には住民による定期的な地域の清掃活動と石炭酸の大量散布が行われた。その業務を担ったのは衛生委員廃止後、各市町村に設立された衛生組合だった（衛生組合は私立の任意団体だったが、実質的には半官半民の組織）。その結果、「絵地図」による可視化に加え、こうした地域には日常的に石炭酸の強烈な臭気が漂うことになった。地域の住民は自己責任として「清潔」を課せられた。これがコレラ流行を大きな要因として成立した明治日本における公衆衛生なるものの姿だった。

感染症は人々の社会的な格差と深くつながって発生する。病気というものには押しなべてそうした側面がないわけではないだろうが、感染症、とりわけコレラの場合、社会的格差と罹患とのつながりは顕著に現れる。明治日本のコレラ体験も、そのことを示している。

コレラ騒動やコレラ祭が昔語りになっても、格差の中で生まれたコレラ流行が新たに作り出した偏見や差別は、その後も生き続ける。

終章　国家・医療・民衆

新政反対一揆として捉える？

ここまで各地で起きたコレラ騒動やコレラ祭の具体的な状況について記してきた。なぜ、コレラ騒動は起きたのか、コレラ祭に込めた民衆の思いは何だったのかという問題についても、各地のコレラ騒動やコレラ祭に即してそのつど言及してきた。以下ではそうした点を整理しつつ、より広い歴史の文脈の中で、明治日本のコレラ体験の意味を明らかにしたい。

本書では、一貫して「コレラ騒動」という言葉を使ってきた。これに対して、第四章で取り上げた埼玉県の事例を詳細に検討した森田武は、その論文名を「埼玉県のコレラ予防反対一揆について」としている（前掲論文）。森田は、「行動形態や矛盾、対抗関係の内容から一揆とするのが適当と思われる」と注記している。

新政府は、明治四年（一八七一）の廃藩置県、賤民廃止令、五年の学制頒布、徴兵告諭、地租改正など、旧来の社会のあり方を根本的に変更する急進的な制度改正・政策を打ち出した。これらの「新政」に反発する民衆の騒擾が、この時期各地で勃発した。これを総称して新政反対一揆と呼ぶ。コレラ騒動をコレラ予防反対一揆として捉える考え方は、新政反対一揆の範疇でコレラ騒動を理解するものである。

どのような新政反対一揆があったのか。廃藩置県に対しては、現在の岡山・島根・愛媛・香川などの諸県で、旧藩主の東京移住に反対する騒擾が起きた。賤民廃止令は「穢多《えた》、非人などの称、廃せられそうろう条、自今、身分、職業とも平民同様たるべき事」という内容で、解放令とも呼ばれる。これには反対する農民による解放令反対一揆が起きた。最大のものは筑前（福岡県北西部）の竹槍一揆である。明治六年の徴兵令公布に先立つ徴兵告諭の文中に、「生血を以《もっ》て国に報ずる」（血税）という表現があったことから、各地で血税一揆と呼ばれる騒擾が起きた。最大のものは、北条県（現・岡山県）の血税一揆である。土地所有制度と税制を抜本的に変える地租改正に対しても各地で農民の騒擾があった。

もっともこれら新政一揆は、複合的な内容を持つことが多い。たとえば、徴兵令に反対した北条県血税一揆では被差別部落や小学校が焼き打ちにあっている。筑前竹槍一揆でも小学校が焼き打ちされている。小学校は学制によって義務教育が始まり、小学校建設費など民衆に新たな負担が生じたことから標的となった。

その意味では、「新政反対一揆」という名称は正鵠を射ている。つまり、これらの一揆はいずれも新政府が次々に打ち出す数々の「新政」に対して、伝統的生活世界に生きる民衆が「否《ノン》」を突きつけたことから起きた騒擾だったからである。騒擾を起こした民衆の心情を言葉にすると、「おれたちはこのままでいいのだ」ということになるだろうか。

近代社会成立期を対象に民衆思想史研究を切り拓いてきた安丸良夫も、かつて次のように指摘した。

一揆の直接の原因が、たとえば徴兵令や排仏棄釈や学制やコレラ予防等々にあったとしても、これらの個々の新政策が民衆の生きる世界の全体性を脅かす兆候としてうけとられ、そのゆえに、個々の新政策への反対がたちまち新政全体の反対へと発展したのである。（「民衆蜂起の意識過程」『日本の近代化と民衆思想』青木書店、一九七四）

新政反対一揆の持つ基本的な性格に対する的確な洞察である。だが、そこに「コレラ予防」を含めたことは適切だっただろうか。

ある村の村議定

コレラ騒動を新政反対一揆の文脈で捉えるとすると、安丸が「民衆の生きる世界の全体性を脅かす兆候としてうけとられ……」と述べた民衆の心情が、コレラ騒動を起こした民衆の心情と重なるものだったどうかを検討する必要がある。

民衆の伝統的生活世界において、人々はどのように感染症に立ち向かっていたのだろうか。信濃国諏訪郡、現在の長野県諏訪郡富士見町の村々の史料をもとに、江戸後期の村人の生活の実相を描いた研究（渡辺尚志『江戸時代の村人たち』山川出版社、一九九七）を参照してみよう。この村々は五街道の一つ甲州道中が貫き、譜代大名諏訪氏（高島藩）の領地だった。八ヶ岳と南アルプスを望む地域に小さな村が連なる。これらの村は、江戸時代の「ごくふつうの農村」と言っていい。

安政コレラの時期、この地域の村々では、コレラを魚毒が原因としたり、アメリカから三尾の狐が渡来したためだといった風説が流れ、各地の村の神社や寺で祈禱が行われたという。その一方、松田新田という村では、次のような村議定《むらぎじょう》が作られている。村議定は、村民による寄合で決める村内の取り決めである。渡辺が次のように口語にしている。全部で五カ条ある。

一、諸商人・勧進（家々をまわって喜捨を求める宗教者）などよそから来た者にはいっさい取り合わない。

二、流行病《はやりやまい》が終わるまで、職人仕事・商売・旅出《たびで》（出稼ぎ）などで、病気が流行している村には出入りしない。やむなくよそへ出かける者は、流行が終わるまで帰村してはならない。

三、他村の親類に流行病の患者がいて見舞いに行った場合、二〇日間は帰宅してはならない。二〇日過ぎたら村役場へ申し出て、指図を受けたうえで帰宅してよい。
四、流行病で死者が出た場合には、親・兄弟の家から二人ずつ、従兄弟《いとこ》や向《むこう》三軒両隣から一人ずつが立ち会って埋葬する。ほかの村人は出入りしてはならない。また、埋葬にかかわった者は、二〇日間よその家に出入りしてはならない。
五、組合村からの見舞い（弔問）は各村の村役人がその村の分の香奠《こうでん》を取りまとめて遺族に渡し、ほかの村人は見舞いに出入りしてはならない。

明治期になって作られた「虎列刺病予防法心得」（明治一〇年）以降のコレラ予防のための諸法令と比べてみて、どうだろうか。ここにはむろん避病院も巡査も登場しない。しかし、家族の情を大切にしつつ、感染拡大防止のための隔離を実効あるものにする定めがなされていることに驚く。この時期の人々は明治期同様、コレラ菌の存在はもとより、なぜ感染するかについて何らの知識もない。だが、経験の中で、こうした隔離が必要なことが分かっていたのである。

コレラではないが、疱瘡について乙事村というところが藩に提出した書き上げ（上申書）について、渡辺は紹介している。それによると、同村では、疫病が流行したときには以前から、病人の出た家へは兄弟親類のほかは訪れないことにしていたが、薬の手当てや耕作については、親類や隣家の者が支障のないように面倒をみることになっていた。親類のいない者が病気になったときは、村役人が相談して、村中で世話をすることにしていた。疫病流行に対して、村では相互扶助の体制ができていたのである。

コレラ祭につながる心性

こうした取り決めがあった一方、神仏への祈願も当然行われている。安政コレラ流行時の瀬沢新田という村の様子は、次のようだった（渡辺尚志、前掲書）。

村の長泉寺で護摩修行をし、また諏訪神社に願って「御神名様」をいただき、悪病除けの御薬を村人全員が頂戴した。「上下宮《かみしもみや》」（諏訪神社上社・下社）の「五官衆中」（神職たち）はいろいろな御守札を配り歩き、村からは祈禱料を納めた。村人たちは念仏・般若心経・百万遍などを唱え、村の入り口には疫神除けの竜七五三《しめ》（竜をかたどった注連縄《しめなわ》）を張り、また村の周りには念仏縄（念仏の威力を込めた注連縄）を引きまわした。さらに、村の秋葉山の森のなかに悪病除けの大六天魔王を祀《まつ》ったりしたので、多額の費用がかかったが、ようやく一八五八年一一月には流行もおさまってきた。

まさに、渡辺の言うように「村人たちは、あらゆる神仏を総動員して、コレラを追い払おうとした」のである。本書第五章で、明治一〇年、一二年のコレラ大流行時の際行われたコレラ祭について紹介した。安政コレラから二十年ほど経った明治期に、コレラという未知の災厄に襲われた人々が神仏にすがる心性は安政コレラ時と完全に地続きだったのである。

避病院への隔離などのコレラ流行に対して政府が行った防疫策は、先に紹介した村議定と相容れない。その意味で、コレラ騒動は一連の新政反対一揆と同じように、「おれたちはこのままでいいのだ」という伝統的生活世界に生きる民衆の心情を背景にしていることは確かである。コレラ騒動の場合、避病院が騒動の発端になる場合が多いことは、これまで何度かふれてきた。避病院という場所は、伝統的生活世界に生きる民衆にとって、新政反対一揆を起こした人々が鋭い違和を覚えた「新政」の具体的な姿だったと言えるだろう。

コレラ騒動は確かに、ある部分、一連の新政反対一揆とは重なる。だが、新政反対一揆の範疇のみで捉えてしまうと、抜け落ちてしまう側面がある。コレラ騒動の構造の根っこを明らかにするためには、この側面にこそ注目したい。

徴兵令反対一揆の場合

いわゆる新政反対一揆は、廃藩置県、賤民廃止令、学制、徴兵令、地租改正など、政府が行った一連の制度改正・政策に反発した民衆による騒擾だった。伝統的生活世界に生きる民衆にとって、そうした制度改正・政策はまったく新しいものだった。それゆえ、民衆の側の抵抗は激しく、騒擾の規模も大きくなった。

たとえば、全国各地で起きた徴兵令反対一揆を見てみよう。先に述べたように徴兵告諭にあった「生血を以て国に報ずる」という文言が民衆の感覚的反発を惹き起こしたことは確かだろう。だが、徴兵令なるものが持っていた、より本質的な問題性は、伝統的生活世界に生きる人々と国家との関わりを根本的に変えるものだったことにある。

明治になって「四民平等」が掲げられた。士・農・工・商の「四民」は、国家との関わりにおいて「平等」ということになった。江戸時代、士（武士階級）は、統治権と兵権を独占していた。一方、百姓・町人は、「客分」だった（牧原憲夫『客分と国民のあいだ――近代民衆の政治意識』吉川弘文館、一九九八）。近代とは、そうした「客分」が一人一人「国家」（国民国家）を担う「国民」に編制されていく過程でもある。

徴兵令は、被統治者に甘んじ、後は「お上」にまかせる存在だった客分に対して、今や

「一朝ことあるときは、お前たちも兵隊として国を守る責任があるのだ」と「国民」たることを求めたのである。それは、民衆にとって彼らが生きてきた伝統的生活世界の枠組みを根底から揺るがすものだった。

もっとも大規模だった北条県血税一揆では、白衣を着た「血取り」役人が来るという流言がきっかけだった。その点でまさに「血税一揆」なのだが、それだけで民衆が騒擾を起こしたわけではない。伝統的生活世界の枠組みを根底から揺るがすものとして受け止められたからこそ、広範な民衆が立ち上がったのである。この一揆では、下級官吏と戸長の家五十九戸、小学校十八ヵ所、被差別部落三百十四戸が焼き打ちされた。一揆後、十五人が斬罪となった。全体として約二万七千人が処罰された（ひろた・まさき『文明開化と民衆意識』青木書店、一九八〇）。

「共通の敵」としてのコレラ

改めて言えば、コレラ騒動はコレラという感染症の予防対策をめぐって起きた。近代化を進める政府にとっても、伝統的生活世界に生きる民衆にとっても、コレラは未知の存在だった。政府は西欧の経験と医学を大急ぎで取り寄せ、治療・予防に乗り出した。人々が次々に死んでいくコレラは、西欧にならって近代的国家づくりを進めている政府にとって、当然放っておける問題ではなかった。

一方、伝統的生活世界に生きる民衆にとっても、コレラは彼らの平穏な日常を根底的に崩しかねない疫病であり、できる限り早く彼らの周りから追い払わなければならない対象だった。その意味で、コレラは政府と民衆にとって「共通の敵」だったと言ってもまちがいではない。

では、なぜ、「共通の敵」にもかかわらず、コレラ流行に伴って政府と民衆との間の騒擾であるコレラ騒動が起きたのか。

具体的なケースに即して言えば、この問いへの答えはすでに示してきた。先にも述べたように、新政反対一揆とのつながりに関連して、避病院という場所は、伝統的生活世界に生きる民衆にとって、新政反対一揆を起こした人々が鋭い違和を覚えた「新政」の具体的な姿だった。さらに言えば、避病院への隔離、患者宅の「印付け」、交通遮断、石炭酸による消毒といった一連の防疫策を前面に立って遂行した巡査の存在とふるまいが民衆の反発を招いた。こうした巡査が民衆にとってどのような存在だったかについては、すでに第三章で述べた。巡査はコレラにおののく民衆にとって、彼らの日常世界を攪乱する目に見える「権力」だったのである。

こうした具体的な事例をもとにコレラ騒動が起きた原因を追究すると、その結論は、次のようになるだろう。一方に、西欧文明を標準に近代国家形成を進める政府。しかしなおその権力の行使の仕方は未熟なままである。他方、伝統的生活世界に生きる民衆は、政府が進める西欧文明になじめない。政府の側からみれば、彼らの作法は、非文明的で、無知蒙昧である。近代社会成立期という歴史段階において、この両者の間で発生したスパークがコレラ騒動だった――。

こうした説明は、現象的な説明としては正しいにちがいない。しかし、何か根本的に欠けているものがないだろうか。コレラ騒動は、人の命にかかわる感染症の予防をめぐって起きた出来事だった。そこで、国家（これ以降は、明治期のコレラ騒動をより長い歴史の射程の中で考えるために「政府」ではなく、「国家」を使う）と民衆の間に介在していたものは、公衆衛生の問題を含めた医療だった。コレラ騒動は医療のあり方をめぐる紛争だったのである。この点を抜きにして、単に国家権力とそれに対抗する民衆という図式でコレラ騒動を理解する認識枠組みは、その後の日本における国家・医療・民衆の関係を捉えそこなうように思える。

次のような見方は、どうだろうか。コレラという「共通の敵」に対して、西欧諸国由来の「文明の知恵」によって防疫政策を展開した国家に比して、伝統的生活世界に生きる民衆はそうした「文明の知恵」を持っていなかった。つまり、コレラは未知の感染症という点では、国家にとっても民衆にとっても同じであり、「共通の敵」だった。だが、「未知のレベル」に違いがあった。その違いがコレラ騒動という軋轢を生んだのだ、と。

コレラ騒動の本質を、医療をめぐる「文明」と「未開」の対立、あるいは「開化」と「迷妄」の対抗として捉える見方である。

「無知蒙昧」の民衆

当時の民衆が、感染症であるコレラについて確かな知識がなかったことはまちがいない。当時、民衆を啓蒙するスタンスだった新聞も、コレラ騒動やコレラ祭的な出来事を報じる際に、民衆を侮蔑的に扱っている。前に、香川県小豆郡（小豆島）土庄村のコレラ祭を報じた『朝野新聞』の記事の末尾が「白痴《たわけ》をするも程が有るもの」と結ばれていたことを紹介した。「白痴」という表現はコレラ祭的な出来事を報じたほかの記事にもみられる。コレラ騒動につながることが少なくなかった「避病院で生肝を取る」「井戸に毒を投げ込んだ」などの風説については「愚民」や「頑民」といった言葉が枕詞のようにして使われている。

当時の民衆の多くがコレラについて確かな知識のないまま、恐れおののいていたことを図像入りの記事によってリアルに伝えてくれるのは、ここに掲げた『東京日日新聞』の記

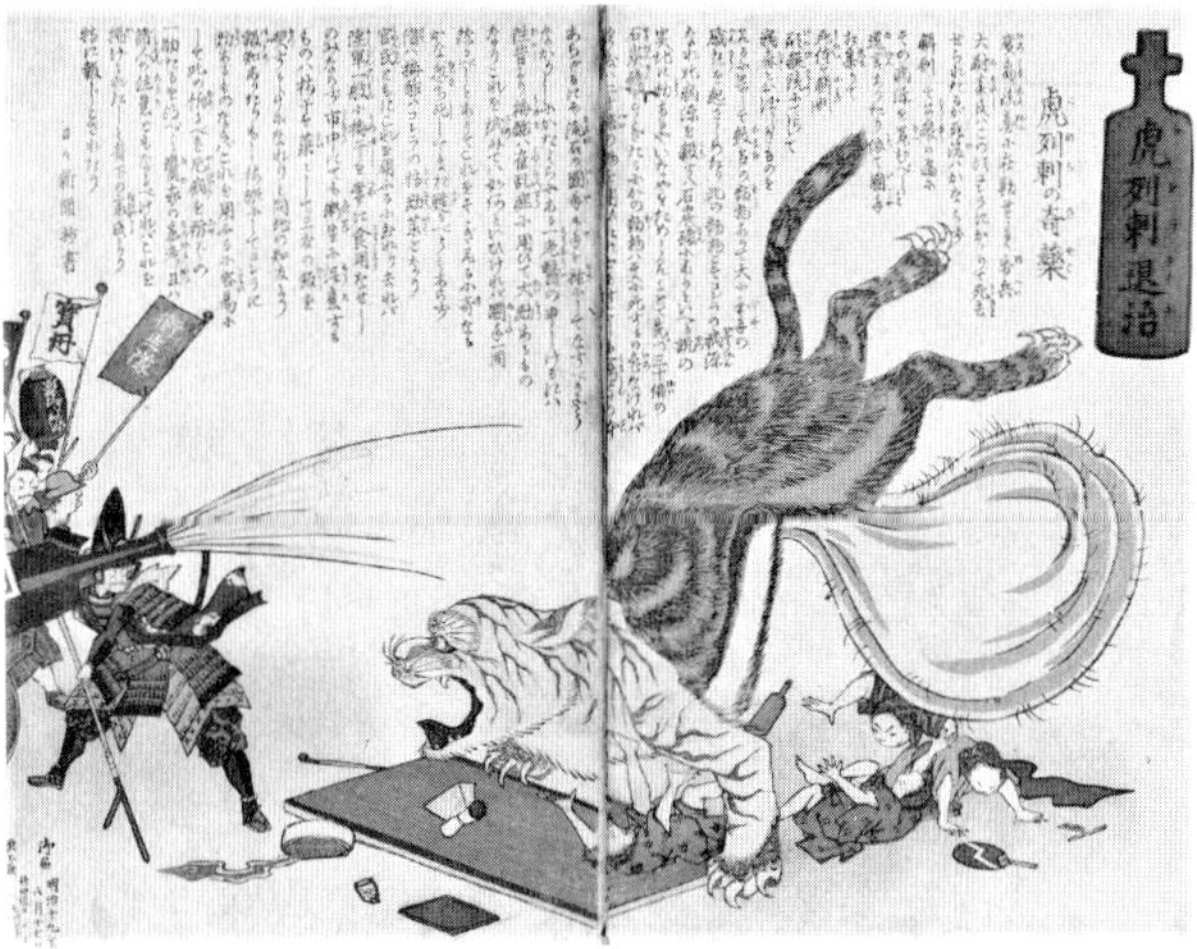

「虎列刺退治」（明治19年8月7日発行）の錦絵新聞

事をもとにした錦絵新聞（明治一九年八月の発行）である。「虎列刺退治」というタイトルが付いた「虎列刺の奇薬」という記事である。頭から両前脚部分までは虎。大きく口を開けて咆哮《ほうこう》している。その下は狼《おおかみ》だろう。狸《たぬき》のものと思われる巨大な睾丸《こうがん》が垂れている。虎・狼・狸。つまり、想像上の妖怪「虎狼狸《ころり》」である。妖怪の下では人が倒れている。左端に鎧兜《よろいかぶと》の男が一人、手に槍を持っている。放水車らしきものの筒口から妖怪に向けて掛けているのは石炭酸の溶液か。うしろの人間が持っている旗には「衛生隊」と書かれている。もう一つの旗に「寶（宝）丹」とある。当時、「寶丹」は、コレラの特効薬として喧伝されていた薬品の一つである。しかし、衛生隊は腰が引けて、敗色濃厚といったところか。

本文記事は、コレラで死んだ広島鎮台在勤の歩兵大尉某氏の遺言に関するものである。「死後は解剖してコレラの病毒を究めてほしい」との遺言があり、医師が遺体を解剖して顕微鏡で調べたところ「数多《あまた》の動物《むし》」が見つかった。これが病原だろうと石炭酸を最初は三十倍、次は二十倍に薄めた溶液を振りかけたが、「動物《むし》は死するの色」はなかった。

一老医が、昔から霍乱症（下痢）には梅酢を使って効果があったというので、梅酢を注ぎ込んだところ、たちまち病原と思しき動物《むし》は死んでしまい、ふたたび動くことはなかった。梅酢がコレラの特効薬と分かったので、官民ともこれを使うようになった。広島では、三度の食事の総菜に必ず梅干を加えるようになっているというのである。

解剖して見つかった「数多の動物《むし》」が何だったのか分からないし、むろん梅酢（梅干し）がコレラの特効薬であるはずはない。この錦絵新聞以外で、「梅酢がコレラの特効薬」という話に接していないが、当時、この錦絵新聞を読んで、人々は梅干しを買いに走ったのだろうか。

自己規律を求められる人々

だが、医療に関する知識を持たなかった当時の民衆を「無知蒙昧」「愚民」と呼んでおけば、ことは理解できるのだろうか。
前節でその一端にふれた通り、民衆はたしかにコレラについて無知だった。「コレラの先走り」をする巡査は、たしかに強権的な国家の姿勢を具体化する存在だった。

だが、無知な民衆に対して医療の役割をていねいに啓蒙し、一方、避病院への隔離や交通遮断に際して、強権的ではないかたちで民衆に接すればよかったのか。そうすれば、コレラ騒動のようなことは起きなかったのか。

問題は、「知識の量」ではないのだ。すでに何度か指摘したように、伝統的生活世界に生きる民衆には、長く培ってきた病に対峙する知恵があった。この世を生きる人間には、老・病・死は不可避なものとして存在する。老いを許容し、病と対峙しつつ、死を迎える。こうした不可避なものに対して伝統的生活世界に生きる民衆が持っていた知恵は、当然に倫理と言うべきものを生み出した。コレラ予防をめぐって国家は公衆衛生の名による医療の論理を掲げて、この倫理の世界に踏み込んだのである。

倫理の世界と言えば、第二章、第三章で取り上げたいくつかのコレラ騒動で、米価の高騰や魚類の販売禁止など、民衆の日々の生活にふりかかる困難が騒動の大きなきっかけになっていたことにも改めて注目しておきたい。民衆の伝統的生活世界の倫理では、こうした難儀に対して治者・富者は救済を行うべき存在だった。「仁政」である（牧原憲夫、前掲書)。コレラ騒動には、民衆の「仁政」要求の側面もあった。

さて、その後の時の経過が教えてくれるように、ことコレラに関しては、国家の側の医療の論理が民衆の倫理の世界を駆逐する。「客分」を脱して国民国家を担う「国民」になることを求められた民衆には「仁政」も無縁のものとなった。医療の論理は、清潔と消毒を自らの責任として個々の人間に課す。伝統的生活世界に生きていた人々は、医療の論理に沿って自己規律できる「近代的人間」になることが求められたのである。

発端は三人の患者

明治日本のコレラ体験を書き綴ってきた本書の最後は、一挙に百年近く時空を飛ぶ。昭和五二年(一九七七)の出来事である。この年六月一〇日、和歌山県有田市の有田市立病院に下痢と発熱を訴える三人の患者が相次いで入院した。医師は翌一一日、湯浅保健所に「腸炎ビブリオによる食中毒と考えて検査中」と報告した。これが、騒ぎの発端だった。

三人は有田市民だったが、家は離れており、環境や職場にも接点はなかった。その後、下痢を訴える患者が同病院に次々に来院し、症状の重い八人が入院した。患者は、その後、有田市立病院だけでなく、和歌山県立医大病院などにも来院し、入院患者が増えていく。患者はいずれも「米のとぎ汁のような下痢」を訴えていた。

患者の便からは腸炎ビブリオをはじめ食中毒を起こす菌は検出されなかった。ここに至って、コレラが疑われたが、コレラ菌の検出は和歌山県内ではできず、検体は飛行機で東京の国立予防衛生研究所（現・国立感染症研究所）に運ばれ、コレラ菌（エルトール・小川型）が検出された。

六月一五日夜、「有田市でコレラ患者が集団発生」がテレビの臨時ニュースで流れた。有田市は当時、人口約三万五千人。ミカンと漁業の町は以後一カ月余り、「コレラ・パニック」に襲われる。

和歌山県衛生部は翌・六日、「コレラ防疫対策本部」を有田市に設置し、患者が集中しているとみられた港町地区を中心に防疫体制を構築した。地区の住民は外出禁止、学校は臨時休校となり、消毒用の噴霧器がフル回転し、街中に消毒液の臭いが充満した。和歌山県立医大を中心に二十人の医師が動員され、疫学・防疫・検疫の三班に分かれて活動した。市民一万二千人を対象に検便が行われた結果、新たな患者二十人が見つかり、隔離された。

「無菌証明書」の発行も

六月一六日朝、和歌山市立城南病院に入院していた七十一歳の男性が死去した。当日の『朝日新聞』夕刊は東京紙面でも一面五段見出しの記事で、これを報じた。コレラによる日本国内の死者は、昭和三九年（一九六四）以来のことだという（ちなみに、この記事は死亡患者の実名、顔写真付きである）。

感染ルートは不明のままだったから、患者の急増が懸念された。世界保健機関（WHO）は、有田市全域を「コレラ汚染地域」に指定した。それは、有田市全体を日本から隔離することを意味していた。

その影響は甚大だった。有田市からの魚介類の入荷停止は全国に広がり、有田漁業協同組合は操業停止を余儀なくされる。有田特産の夏ミカンも出荷できず、四十トンが廃棄された。有田市内への物流も止まり、商店の棚は空っぽになった。

魚介類や農産物だけでなく、有田市民の排除も始まる。市外の会社に勤める人は出社を禁止され、やむなく自宅待機となった。大阪のレストランで和歌山ナンバーの車の入店が拒否されたというニュースも伝えられた。感染経路が不明だったため、潜在患者がどれくらいいるか分からなかったことが、人々を不安にしたのである。

この間、新聞メディアは連日、「有田コレラ」に関するニュースを報じている。一面トップの記事や社会面トップの大きな記事も多い。当時、現在のテレビのワイドショー的なものはなかったが、もしあれば、こちらも洪水のように「有田コレラ」とその関連の情報を伝えただろう。

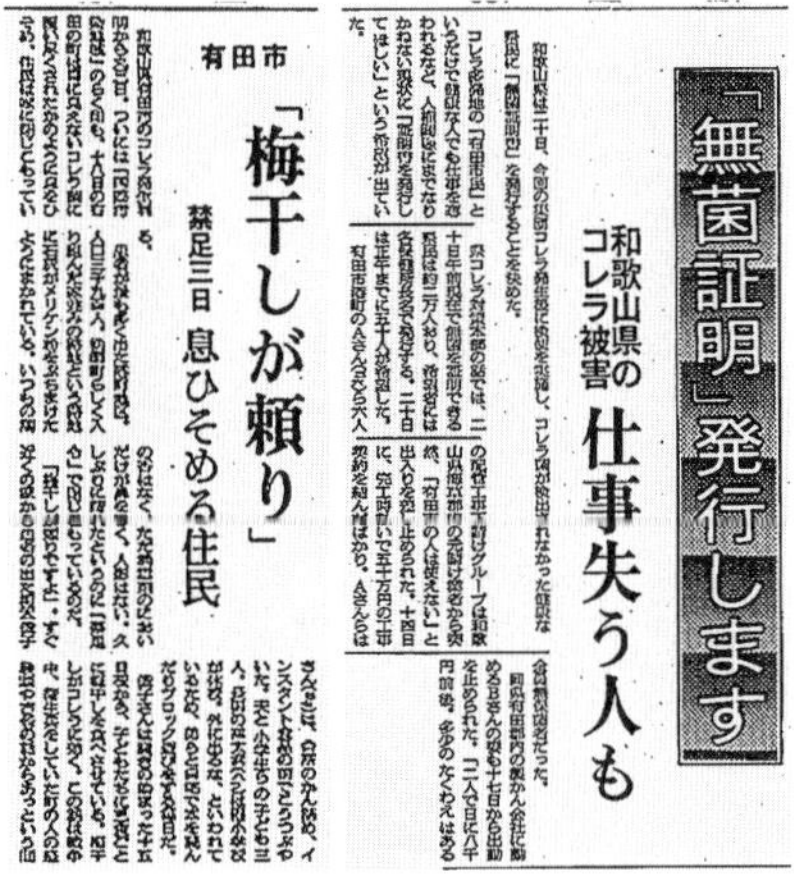

「無菌証明」発行します
和歌山県のコレラ被害
仕事失う人も
有田市
「梅干しが頼り」
禁足三日 息ひそめる住民

『朝日新聞』の「有田コレラ」の記事『朝日新聞』の「有田コレラ」の記事（右・昭和52年６月20日夕刊、左・同19日朝刊）

ここでは、数多い新聞記事の中から二つを紹介する。一つは、六月二〇日の『朝日新聞』夕刊社会面に載った「無菌証明書」発行の記事である。「有田市民」というだけで、健康な人でも仕事を奪われるなど、人権問題にまでなりかねない現状で、コレラ菌が検出されていないという「証明書」発行を希望する声が出ており、これに応えて和歌山県が「無菌証明書」を発行することを決めたという内容である。すでに五十人の希望があるという。

もう一つは、前日朝刊社会面の「梅干しが頼り」という見出しがついた記事である。有田市の住民に取材したもので、「有田コレラ報道」で言えば、本筋ではなくサイド記事ということになろう。患者が多発し、「禁足令」が出ている港町地区に住む三十七歳の女性に取材している。「近くの家から患者が出た」という。夫と小学生の子ども二人と生活している。

コレラ騒ぎが始まった一五日夜から、子どもたちには三食ごとに梅干しを食べさせている。戦争から帰ってきた衛生兵から「梅干しはコレラの予防になる」という経験談を聞いたことを思い出したからだった。この話はたちまち町内に広まり、商店のパック入り梅干しは飛ぶように売れ、一八日には売り切れになってしまったという。

本書を読み進まれてきた方は、「どこかで聞いた話」と思うだろう。明治一九年（一八八六）発行の「虎列刺退治」の錦絵新聞に、梅酢（梅干し）がコレラの特効薬だという記事があった。そこでは、この錦絵新聞以外で、「梅酢がコレラの特効薬」という話に接していないと書いたが、どうやら「梅干しはコレラの特効薬」という〝説〟はしっかり「伝承」されていたようだ。

「有田コレラ」は結局、感染ルートの特定はできないままだったが、真性患者二十三人（死者一人）、疑似患者十八人、健康保菌者五十八人を出して六月中には収束した（山本俊一『日本コレラ史』）。WHOによる「コレラ汚染地域」指定も七月二日に解除された。以上は、昭和五二年、令和のコロナ禍の現在から数えて四十三年前に起きた「有田コレラ」パニックの一端である。

記憶の中のコレラ

「有田コレラ」のパニックを振り返ると、「コレラは遠く……」（本書「はじめに」）などと言っていられない気もしてくる。しかし、「有田コレラ」のパニックは、明らかに「騒ぎすぎ」の結果だった。責任の一端は新聞をはじめとしたマス・メディアにあった。その新聞も後には、「パニック人間学」と題した連載企画の一回分として「有田コレラ」を取り上げ、冷静に当時を振り返っている（『朝日新聞』昭和五六年〈一九八一〉三月三〇日）。内容的には「反省記事」と言えないこともない。まず、当時のパニックぶりが次のように記される。

> 「コレラ汚染地域」というらく印で、人口三万五千のミカンと漁業の町の日常生活は、あっさり崩壊した。
> 　観光バスは、有田に入ると窓を閉め、スピードをあげて走り抜けた。……
> 「コレラは、現在の医療水準や衛生環境条件からみて怖い病気ではない。かかったとしても、死亡率は・%以下」といった、専門家の間では常識となっている事実も報道されたが、重体だった七十一歳の男性患者が死亡するに至って、パニックは頂点に達

した。

「怖い病気」ではないことが「専門家の間では常識となっている」なら、新聞も大仰に報道することはなかったではないかという「突っ込み」はともかく、引用されている大阪大学医学部の中川米造教授（衛生学）の次の談話が興味深い。中川教授は「コレラという呼び名にこびりついた過去のイメージ」を指摘して、次のように語っている。

「ころりと人が死んだ時代の意識が今でも強く残っている。有田のコレラは、エルトール型でアジア型より毒性が低い。しかも、日本の衛生状態は終戦直後の復員コレラの時代と違って相当よくなっている。治療法も進んでいる。こうしたことが国民には知らされていなかった。正しい情報の提供に手抜かりがあったのです」

昭和二一年（一九四六）四月以降、海外各地からの復員兵らを乗せた引揚船が神奈川県浦賀港などに次々に入港した。出港地にはコレラ流行地も含まれていたが、検疫体制が不十分だったため、港外に止め置かれた船が多かった。その結果、劣悪な環境の船内ではコレラが集団発生したのである。これらの船は「コレラ船」と呼ばれ、復員兵らの「復員コレラ」が大きな社会問題になった。

浦賀港の引揚船では、コレラ感染の疑いがある者は二万人以上もいた。隔離病棟も不十分だったから通常の病棟に収容される者も多かった。ベッドが足りず、当初は冷たい床に毛布を敷いただけの廊下などに横たえられた患者も少なくなかった。

浦賀港の「コレラ船」では、結局、七月までにコレラ患者合計千十四人、感染の疑いがある者六千六百十五人が見つかり、死者は船内百四十一人、収容後二百五十七人で合計三百九十八人だった（山本俊一、前掲書）。浦賀港以外にも佐世保、博多、舞鶴などの港に引揚船が入港し、各地でコレラ患者が発生した。

「有田コレラ」が起きた昭和五二年は、戦後まだ三十二年しか経っていなかった。人々に「コレラ船」や「復員コレラ」の記憶は濃密に残っていたのだろう。

感染症との共生

「有田コレラ」の顚末は、明治日本のコレラ騒動が近代社会成立期に生じた、単なる過去のエピソードではないことを私たちに教えてくれる。

先に引用した大阪大学医学部の衛生学教授の談話に即して言えば、令和のいま、ことコレラに関しては、人々はすでに「確かな情報」を持ち、「怖い病気」でないことを知っていると思いたい。何より、「はじめに」で述べたように、コレラは国内で発生することがほぼないと言っていい病気になっている。今後も集団発生といった事態は起こらないだろう。コレラは人々のパニックを引き起こすような「怖い病気」ではないのだ。

だが、広く「感染症」の問題として考えたときにはどうだろうか。アフリカ各地やハイチで感染症対策に従事した経験を持つ山本太郎は、『感染症と文明――共生への道』（岩波新書、二〇一一）で、多くの感染症の病原体であるウイルスがヒトに適応していく過程を五段階に分けて説明している。

第一段階は、適応準備段階で、まだヒトからヒトへの感染はない。第二段階になると、ヒトからヒトへ感染するが、感染効率が低いため、やがて流行は終息に向かう。適応初期段階の第三段階には、定期的な流行を引き起こす。第四段階になると、ウイルスはもうヒトのなかでしか存在できない。最後の第五段階は過剰適応段階であり、ウイルスはヒトという種から消えてゆく。

いま流行している感染症は、こうした長い生物学的時間の中の一コマとして存在する。ある感染症が消えてもまた新たな感染症が現れる。山本は「二一世紀には「共生」に基づく医学や感染症学の構築が求められていると考えている」と書いている。

明治日本の国家は、清潔と消毒を国民に課し、コレラの制圧を目指した。伝統的生活世界に生きる民衆の倫理を蹴散らして突き進んだ、その医療の論理は、ことコレラに関しては勝利を得たのかもしれない。だが、私たちが目指すべきものが「感染症との共生への道」だとすると、いま求められるのは、かつてひたすらコレラ制圧を目標にした医療の論理だけではない。そこで伝統的生活世界に生きた民衆の生・老・病・死にかかわる倫理は、新たな知恵の源泉として再生するだろう。

あとがき

新型インフルエンザ等対策特別措置改正法による新型コロナウイルス感染症に対する「緊急事態宣言」が発令されたのは、二〇二〇年四月七日だった。列島にコロナ禍というべき状況が広がった。

「外出自粛」で盛り場から人が消え、さまざまなイベントが中止に追い込まれた。正直、私の楽観的な予想をはるかに超える展開だった。そんななかで本書の構想が生まれた。ずいぶん前に書いた「近代日本における疫病と民衆」という短い論文を思い出したのである。この小論は、当時特別研究員として籍を置いていた早稲田大学社会科学研究所の紀要『社会科学討究』に掲載してもらった。他のいくつかの小論と合わせて、『文明開化と民衆——近代日本精神史断章』と題した小著として刊行した。

以上は、本書の「はじめに」にも記したことだが、この小著は、私にとって日本近代史にかかわる最初の著書だった。論文執筆が一九九一年、著書刊行が一九九三年だから、すでに三十年近い月日が過ぎている。むろん、論文のことも著書のことも忘れたわけではなかったが、コロナ禍に直面するまで、明治期のコレラに関して本書のような著作を刊行することなどまったく考えていなかった。

以下、私的な「昔話」をお許しいただく。私は大学卒業後、新聞社に入り、三十三年間在籍して、大学教師に転じた。新聞社では、ほぼ「記者」として過ごした。最後は、一面コラム「余録」を執筆するという僥倖にも恵まれた。新聞記者はむろん、自分で選択した職業であり、基本的には充実した記者生活を全うできたことに満足している。

だが、子どものころから「研究者」への漠然とした憧れもあった。高校生のころには、「歴史学者」になりたいと思うようになった。大学に進み、藤原保信先生のもとで政治思想史を学んだ。研究者へ進む道もあったのだが、結局、私はそれを捨てて、新聞社を選んだ。

ジョン・ロックやトーマス・ホッブズといった西洋の政治思想以上に、当時の私が大きなインパクトを受けたのは、色川大吉氏の民衆史・民衆思想史研究だった。大学のたぶん三年生のときだったと思う、大学で色川氏の講演会があった。色川氏の研究チームが「五日市憲法」の名で知られることになる憲法草案を、東京・五日市（現・あきる野市）の深沢家の朽ちかけた蔵から発見して間もない時期だった。「五日市憲法」の画期的な内容と、それを生み出した学習組織の模様を語る若々しい色川氏の熱弁は、新しい歴史研究の領域として近代日本の民衆史・民衆思想史が持つ魅力を私の頭に刻み込んだ。

色川氏の黄河書房版の『明治精神史』を買ったのは、いまはなき文献堂という古書店だった。やがて、この本をはじめとした色川氏の著作、そして後には、安丸良夫氏の『日本の近代化と民衆思想』などの著作、鹿野政直氏の『資本主義形成期の秩序意識』などの著作が私の書棚に並んだ（新聞記者として日々を送りながら、いつかはこうした分野の著作をものしたいと思っていたような気もする）。

新聞社を早期退職して大学教師に転じるきっかけは、「ジャーナリズムの歴史と思想」という授業を主担当とする教員の公募だった。「ジャーナリズム」はともかく、「歴史と思想」の部分に引かれて、応募したところ、幸い採用された。私の新聞記者としての履歴も考慮されたのだろう。先に記した「日本近代史処女作」の後、いくつか著作を刊行できたのだが、この担当授業の関係もあって、その後はジャーナリズムにかかわるものが多くなった。

こうした私の「研究歴」（こんな大げさな言葉を使うのはいささか恥ずかしいが）に即してみると、本書は、私にとって数十年ぶりに出発点に立ち戻ったものである。

むろん、この間、多くの民衆史・民衆思想史分野の仕事に接してきた。以前に書いた論文の問題意識そのままに本書を書いたわけでもない。この間、困民党研究会、それに続く近代民衆史研究会での稲田雅洋氏をはじめとする方々との交流は、私の問題意識を常に鍛えてくれた。とりわけ、コレラ騒動については、困民党研究会以来の長い友人である杉山弘氏に感謝しなければならない。本文で何度か参照した杉山弘氏の先駆的業績がなければ、本書はこうしたかたちで書けなかっただろう。

コロナ禍はいうまでもなく世界的な災厄だが、本書の執筆に当たって直面した私的コロナ禍にはいささか苦労した（私は幸い、いまのところ、ウィルスに感染してはいないようだから、とうてい「文句」は言えないのだが）。

大学を退職する際、かなりの量の本を整理した。研究室にあった本と自宅にあった本を十分に吟味する余裕もないままに処理したせいか、残しておいたと思う本がなかったり、どこに置いたか分からないままの本があったりした。図書館が頼りとなる。当然、新聞資料や関連論文の収集にも図書館は不可欠である。ところが、国立国会図書館は閉鎖され、開館された後も事前申し込みによる抽選で当選しないと入館できなかった。法政大学図書館は比較的早く利用できるようになったのだが、けっこう頼りにしてきた早稲田大学図書館は私のような一介の卒業生には利用できなかった。コロナ禍のなか、大学も通常のかたちの授業ができないままのようだが、各種の研究会などもオンラインで行っている。オンラインは便利な面もあるが、研究会後の懇親会は開けない。こうした場での交流が楽しみな私のような人間には、オンライン研究会はまことに味気ない。

さて、この手のことはいつも最後になってしまうのだが、本書の刊行に際して直接お世話になった平凡社の金澤智之氏に感謝したい。本書の執筆を思い立ち、金澤氏に企画書（めいたもの）をメールで送ったのは、六月末だった。企画の採否を待ちつつ、七月から執筆を始めた。前述のような私的コロナ禍を別にすれば、比較的順調に書き進めることができた。金澤氏には、進行に合わせて適切な対応をしていただいた。思えば、氏に平凡社新書を出していただくのは、本書で三冊目である。ありがたいことだ。

「こんな時代もあったね」と話せる日がいつか来ると思いたい。その日が来たとき、コロナ禍の時代に書いた本書が、私にとって懐かしい思い出になることを願いつつ。

二〇二〇年九月

奥 武則

主要参考文献

史料・資料

大槻玄沢「文政壬午天行厲気揮霍撩乱病雑記」（『中外医事新報』一一三一号、一九二八）

緒方洪庵『虎狼痢治準』（国立国会図書館所蔵）

鏡淵九六郎編『新潟古老雑話』〈復刻版〉（新潟県民俗学会、一九九一）

『鴨川市史 通史編』（鴨川市、一九九六）

厚生省編『医制百年史 資料編』（ぎょうせい、一九七六）

『公文録・明治十一年・第百六十一巻』（国立公文書館所蔵）

斎藤月岑『武江年表』（国立国会図書館所蔵）

佐藤三郎編『全国警察官殉職史』（河出書房、一九三三）

添田唖蟬坊『流行歌・明治大正史』（刀水書房、一九八二）

『太政類典 第二編』（国立公文書館所蔵）

土屋喬雄・小野道雄『明治初年農民騒擾録』（勁草書房、一九五三）

内務省衛生局『明治十年虎列刺病流行紀事』（国立国会図書館所蔵）

内務省衛生局『明治十二年虎列刺病流行紀事』（国立国会図書館所蔵）

内務省衛生局『明治十五年虎列刺病流行紀事』（国立国会図書館所蔵）

内務省衛生局『明治十九年虎列刺病流行紀事』（国立国会図書館所蔵）

内務省衛生局『衛生局年報（明治一一年～三三年）』国立国会図書館所蔵
長与専斎「松香私志」『松本順自伝・長与専斎自伝』（平凡社東洋文庫、一九八〇）
長与専斎「衛生意見」『大久保利通関係文書』（国立国会図書館所蔵）
『新潟県史 通史編6 近代一』（新潟県、一九八七）
沼野元昌『コレラ医玄昌――沼野家の記録』（共栄書房、一九七八）
橋本鍾爾「沼野玄昌の生涯」（『中外医事新報』一二七〇号、一九三九）
ひろたまさき校注『差別の諸相 日本近代思想大系 22』（岩波書店、一九九〇）
『兵庫県 殉職警察消防官吏 彰功録』（国立国会図書館所蔵）
ベルツ、トク編『ベルツの日記（上）』（菅沼竜太郎訳、岩波文庫、一九七九）
ポンペ『ポンペ日本滞在見聞記――日本における五年間』（沼田次郎・荒瀬進訳、雄松堂書店、一九六八）
『山口県警察史 上巻』（山口県警察本部、一九七八）
『山口県史 通史編 近代』（山口県、二〇一六）

新聞資料

『朝日新聞』『大阪日報』『東京曙新聞』『東京日日新聞』『朝野新聞』『郵便報知新聞』

研究書・論文

青木虹二『明治農民騒擾の年次的研究』（新生社、一九六七）
阿部安成「文明開化と伝染病――横浜という近代」『民衆史研究』第五〇号（一九九五）
内海孝「アジアコレラ対策と不潔の排除――一八七七年の流行をめぐって」『社会科学討究』第三十八号

（一九九二）
内海孝『感染症の近代史』（山川出版社、二〇一六）
奥武則『文明開化と民衆――近代日本精神史断章』（新評論、一九九三）
尾﨑耕司「一八七九年コレラと地方衛生政策の転換――愛知県を事例として」『日本史研究』第四一八号、一九九七）
大日方純夫「「コレラ騒擾」をめぐる民衆と国家――新潟県を事例として」『民衆史の課題と方向』（三一書房、一九七八）
笠原英彦「「衛生警察」と『自治衛生』」の相剋――衛生行政の模索と転換」『日本政治の構造と展開』（慶應義塾大学出版会、一九九八）、
木京睦人「明治十二年の山口県におけるコレラ病流行について」『山口県地方史研究』一一二号、二〇一四）
小林丈広『近代日本と公衆衛生――都市社会史の試み［新装版］』（雄山閣、二〇一八）
『週刊朝日百科89 日本の歴史 近世から近代へ9 コレラ騒動 病者と医療［新訂増補］』（朝日新聞社、二〇〇四）
杉山弘「覚書・文明開化期の疫病と民衆意識――明治十年代のコレラ祭とコレラ騒動」『自由民権（町田市立自由民権資料館紀要）』第二号（町田市、一九八八）
杉山弘「コレラ騒動論――その構図と論理」『日本の時代史22 自由民権と近代社会』（吉川弘文館、二〇〇四）
立川昭二『近世 病草紙――江戸時代の病気と医療』（平凡社、一九七九）
立川昭二『明治医事往来』（新潮社、一九八六）
立川昭二『病気の社会史――文明に探る病因』（岩波現代文庫、二〇〇七）

竹原万雄「明治一〇年代におけるコレラ予防と地域社会」『日本歴史』第六八一号、二〇〇五）
中野三義「明治十二年新潟コレラ騒動」『地方史研究』第一四九号（一九七七）
波平恵美子『病気と治療の文化人類学』（海鳴社、一九八四）
ひろた・まさき『文明開化と民衆意識』（青木書店、一九八〇）
富士川游『日本疾病史』（平凡社東洋文庫、一九六九）
藤野裕子『民衆暴力――一揆・暴動・虐殺の日本近代』（中公新書、二〇二〇）
牧原憲夫『客分と国民のあいだ――近代民衆の政治意識』（吉川弘文館、一九九八）
マクニール、ウィリアム・H『疫病と世界史（下）』（佐々木昭夫訳、中公文庫、二〇〇七）
松木明知「安政年度のコレラ流行の北限について」『日本医史学雑誌』第二九巻一号（一九八三）
見市雅俊『コレラの世界史』（晶文社、一九九四）
溝口敏麿「新潟・沼垂両町コレラ騒動」『民衆運動の〈近代〉』（現代企画室、一九九四）
森田武「埼玉県のコレラ予防反対一揆について」『大村喜吉教授退官記念論文集』（吾妻書房、一九八二）
安丸良夫「民衆蜂起の意識過程」『日本の近代化と民衆思想』（青木書店、一九七四）
山本志保「明治前期におけるコレラ流行と衛生行政――福井県を中心として」『法政史学』第五六号（二〇〇一）
山本太郎『感染症と文明――共生への道』（岩波新書、二〇一一）
渡辺尚志『江戸時代の村人たち』（山川出版社、一九九七）
渡辺則雄『愛知県の疫病史――コレラ・天然痘・赤痢・ペスト』（現代企画室、一九九九）

【著者】
奥武則（おく たけのり）
1947年東京生まれ。70年早稲田大学政治経済学部卒業後、毎日新聞社入社。学芸部長、論説副委員長などを経て退職。2003〜17年、法政大学社会学部・大学院社会学研究科教授。現在、法政大学名誉教授、毎日新聞客員編集委員。著書に『蓮門教衰亡史』（現代企画室）、『文明開化と民衆』（新評論）、『スキャンダルの明治』（ちくま新書）、『大衆新聞と国民国家』『むかし〈都立高校〉があった』（ともに平凡社）、『熟慮ジャーナリズム——「論壇記者」の体験から』（平凡社新書）、『増補 論壇の戦後史』（平凡社ライブラリー）、『ジョン・レディ・ブラック——近代日本ジャーナリズムの先駆者』（岩波書店）、『幕末明治 新聞ことはじめ』（朝日選書）、『黒岩涙香——断じて利の為には非ざるなり』（ミネルヴァ書房）などがある。

平凡社新書961

感染症と民衆
明治日本のコレラ体験

発行日——2020年11月13日　初版第1刷

著者——奥武則
発行者——下中美都
発行所——株式会社平凡社
東京都千代田区神田神保町3-29　〒101-0051
電話　東京（03）3230-6580［編集］
　　　東京（03）3230-6573［営業］
振替　00180-0-29639
印刷・製本—株式会社東京印書館
装幀——菊地信義

ISBN978-4-582-85961-4
NDC分類番号493.84　新書判（17.2cm）　総ページ200
平凡社ホームページ　https://www.heibonsha.co.jp/